JN291781

〈病《yamai》〉のスペクタクル

生権力の政治学

美馬達哉《Mima Tatsuya》

人文書院

まえがき

国民は、健康な生活習慣の重要性に対する関心と理解を深め、生涯にわたって、自らの健康状態を自覚するとともに、健康の増進に努めなければならない。

（「健康増進法」第二条）

病よりも望ましいはずの健康も、日本国民の義務として決めつけられると、魅力に欠けた言葉になってしまう。ただ一つ救われるのは、これがあくまで努力規定であって、健康の増進を怠ったとしても、すぐさま処罰されたり、「非国民」として非難されたりするわけではないところだ。病気になったら法律違反とされるのではたまらない。

この「義務としての健康」という考え方に対して、人々が違和感をもつ理由は簡単だ。近代社会においては、他者に迷惑とならない限りでの個人の自由は尊重されるべきだと考えられているからだ。この古典的な自由主義からすれば、健康と病という個人の身体のプライヴァシーの根本に関わることがらに対して、国家が法律を後ろ盾として介入するのは異常といえるだろう。では、なぜ、こんな奇妙な法律が成立してしまったのか。

こうした法律の背景には、「義務としての健康」を正当化し、健康増進を規範とする言説が流通していることがある。それは、病気への恐怖の上昇と病気の予防の重視との相互強化するサイクルによって成立している。つまり、感染症であれ、がんであれ、生活習慣病であれ、マスメディアに流布する言説を通じて、まず病気への恐怖がせり上げられる。同時に、その恐怖で人々を脅すような言説のなかでは、病気はたんに恐ろしいだけではなく、個人の健康増進への努力によって予防することのできる何かとしても提示されるのだ(テレビの健康情報番組がその典型例だ)。

この恐怖と予防が反照しあう「病のスペクタクル」のなかでは、健康とは、病気でないだけではなく、病気から逃れる予防の努力を続ける状態とも同一視されるようになる。その意味では、健康増進法での「義務としての健康」とは、義務であるとともに、病気ではなく健康を選ぶ選択の自由と一致している。そこから、健康とは正しい選択の結果であり、病気は義務を怠った自己責任に過ぎないという考え方までの距離はごくわずかでしかない。健康と病を勝ち組と負け組に重ね合わせる発想が、格差社会を積極的に肯定するネオリベラリズムと共鳴しあうことは明らかだろう。

この「病のスペクタクル」を批判的にとらえようとする本書の試みともっとも近い学問分野をあげるとすれば、医療を対象とする人文・社会科学的アプローチとしての、つまりもっとも広義での医療社会学になる。だが、本書は、必ずしも純粋な医療社会学の書物というわけではなく、歴史学、政治学、経済学、哲学、生命倫理学、構造論的人類学などをもパッチワーク的に用いている。こうして、既成の学問分野での勢力分割から見れば折衷的な方法論を用いたことには、著者なりの必然性があった。それは、本書が、健康と病を語る上での支配的言説である医学＝生物学的言説への抵抗あるいは裏切りの可能性をさぐる試みだったからである。本書の立場からすれば、病とは、自然科学的事実ではなく、特定の社会的文脈のもとで構築されたスペクタクルなのだ。

さて、支配的言説を相対化するときに一般的な方法は、別の（支配的）言説の規則に依拠することだ。医療社会学がしばしば、「医療・医学のなかの社会学（ソシオロジー・イン・メディシン）」ではなく、「医療・医学を対象とする社会学（ソシオロジー・オブ・メディシン）」として自己規定しようとするのは、その好例だろう。つまり、社会学という学問分野の独自性を確保した上で、その立場から医学・医療を研究対象として論評するという身振りだ。だが、支配的言説としての医学＝生物学的言説に抵抗するとは、医学＝生物学的言説に対して批判的距離を置くだけではなく、その医学＝生物学的言説を他の学問分野とは区別される独自の学問分野として成立させている知の制度そのものを再考することでなければならないのではないか。

そのとき自明性が問われるのは、「医学・医療」という学問分野が確固たる研究対象として存在するという前提だけではない。それと同時に、アプローチする方法論としての人文・社会科学的な学問分野（社会学、歴史学、政治学、人類学、など）が存在するという自明性もまた揺るがされざるを得ない。

したがって、本書がいかなる既存の学問分野にも分類できないディレッタント的な書物になり得ているとすれば、著者にとって喜びである。めちゃくちゃだ、健康増進にひとつも役立つところがない、病的な主張をする議論だ、と言われたとすれば、過分の幸せである。それは、医学＝生物学的言説も含めた既存の知の制度への抵抗と「義務としての健康」に対する裏切りという本書での企てが、これから何を生み出しどこに行き着くかは定かではないにせよ、少なくとも成功裏に開始されたことの証明だからだ。

裏切りの愉悦を知らざる者にはおよそ愉悦の何たるかはわからない。

（ジャン・ジュネ『恋する虜』）

人文書院編集部の松岡隆浩氏は、その峻厳なる督促によって、ともすれば関心領域が散らばってしまいがちな著者を一冊の本へと繋ぎ止めてくれた。当初の予定を超えた長期間にわたって、改稿や書き下ろしを辛抱強く待っていただいたことに対して心からのお礼を申し上げる。著者は理系の研究領域に属し、人文・社会科学的な学問での制度上の恩師は存在しないが、医学や医療を社会的文脈からみる思考の先駆者であった故中川米造先生、著者の企てを評価して批判的社会理論とグローバリゼーション研究の方向へと可能性を開いて下さった山之内靖先生の大いなる学恩に感謝を捧げる。

各章のもとになった論文の多くは、多様な分野の研究会やさまざまなメディアでの発表に基づいている。その意味で、ここに集められた諸論考は、そうした場を通じての直接間接のコメントや対話から多くを学んだ協働作業の成果であるといってもよい（基盤研究B 16310170 ジェンダーのグローバリゼーション分析―移動のポリティクスと身体の変容（研究代表者・伊豫谷登士翁）、基盤研究B 16330065 近現代アジアにおける「健康」の社会経済史―疾病、開発、医療・公衆衛生（研究代表者・脇村孝平）、基盤研究C 15530162 バイオクラスターの経済倫理学―理論的研究と関西バイオ産業の事例研究（研究代表者・佐藤光）のサポートを受けている）。

思考の場を共有した人々全員をここで列挙することは不可能だが、なかでも、阪大医学部が大阪の中之島にあったころの中川研以来のつきあいとなった「社会学と医療」研究会の方々（最古参のメンバーとして、池田光穂氏、黒田浩一郎氏、佐藤純一氏、村岡潔氏をあげるにとどめる）との討論には多くを負っている。また、家族として本書の完成を支えてくれた万里と執筆中に新しく家族の一員となった都亜には特別の感謝を表したい。

本書は、京大医学生時代の著者を中川研へと誘い出し、医療や身体をめぐって思考するきっかけを作ってくれた故堀池依子さんの思い出に捧げられる。以下に続く論考が、「いつも期待を裏切ってくれる人」と著者を評していた彼女を微笑ませるだけ十分に医学の閉域を裏切った領域横断的な冒険となっていることを願う。

二〇〇七年春

美馬達哉

目次

Ⅲ 〈恐怖〉のイデオロギー

I 〈感染〉の政治学

第一章　アウトブレイクの社会的効用——SARS

中国のSARS危機によって解き放たれた政治的ウィルスは、健康危機よりも長く生き延びるものかもしれない。[1]

（ニューズウィーク、二〇〇三年五月一二日号）

政治的ウィルス

もし、二〇〇二年から二〇〇三年にかけて登場した新型肺炎SARSが諸国民の間を徘徊して恐怖をかき立てる妖怪なのだとすれば、〈感染症〉とは何よりも政治学の対象であって、医学と生物学の対象ではない。それは、チェルノブイリ原発、地球温暖化、金融不安、テロ・ネットワークなど、次々に出没しては人々の脳髄を恐怖によって押さえつけて支配するスペクタクルの歴史にこそ位置づけられるべきものなのであり、医学史や環境史の一頁ではないのだ。したがって、SARSに代表される〈感染症〉が、国際社会によって対処されるべき一つのスペクタクルとして認められているいまこそ、病原体をめぐる生物医学的（バイオメディカル）言説に対して、〈感染症〉の生政治学的（バイオポリティカル）分析を対置する絶好のチャンスだともいえるだろう。

本章では、「二一世紀で最初に発生した、重症で感染性の強い新しい病気[2]」であるSARSについて、コロナウィルスによって生じた身体疾患であるとして理解した上でその社会的影響（あるいは「隠喩としての病い[3]」）を見極めようとする生物医学的視点を採用することはしない。むしろ、生政治学的分析は、生物医学とは正反対の方向から進むことによって、こう問いかける。飛行機にのって素早く移動し世界のあらゆる場所に出没することでグローバル経済をも混乱させるこのスペクタクルの「政治的ウィルス」は、どのような突然変異によって、生物医学的言説のなかにコロナウィルスなるものを生産したのだろうか。

SARS患者は存在しない

まず断言しなくてはならないのは、「疾病」なるものは存在しないということだ。だから、疾病に関する「信念を発展させること」や疾病に「対処すること」ができるというのは幻想なのだ。存在しているのは、疾病ではなく、諸実践である。

（フランソワ・ドゥラポルト『文明と病気[4]』）

SARSとは何か、という一見すると単純そうな質問への答えはそう易しくはない。なぜなら、SARSがパニックを引き起こしていた二〇〇二年から二〇〇三年の時期には、厳密な意味での「SARS患者」なるものは存在していなかったからである。このことは、次に示すような世界保

健機関（WHO）による当時のSARSの定義によって一目瞭然である。(5)

・SARSの症例定義（二〇〇三年三月一五日発表、五月一日改訂）

（序文、目的は省略）

臨床従事者は、検査結果待ちであることや検査結果が陰性であるという理由で、症例定義のカテゴリーを降格させてはならない。

疑い例（suspect case）

1　二〇〇二年一一月一日以降に、以下の三つを満たしたもの

＊三八度以上の発熱

＊咳と呼吸困難

＊症状が生じる以前一〇日間に次のいずれかの曝露を受けたもの

SARSの疑い例または可能性例の患者と密接に接触

最近の地域内伝播がある地域に旅行

最近の地域内伝播がある地域に居住

2　二〇〇二年一一月一日以降に、原因不明の呼吸器疾患で死亡し、剖検が行われなかったもので、症状が生じる以前一〇日間に次のいずれかの曝露を受けたもの

SARSの疑い例または可能性例の患者と密接に接触

最近の地域内伝播がある地域に旅行

最近の地域内伝播がある地域に居住

可能性例（probable case）

1　疑い例で、胸部レントゲン写真によって肺炎か呼吸窮迫症候群の所見を認めるもの

2　疑い例で、一つ以上のSARSコロナウィルス検査結果が陽性のもの

3　疑い例で、剖検によって呼吸窮迫症候群の病理所見を示したもの

除外基準

ほかの診断によって症状が説明できる場合は除外する

興味深いことに、このWHO症例定義のなかには、疑い例と可能性例はあっても、確定診断例という概念は見あたらない。したがって、最初に指摘したとおりSARSパニックと同時代的には、この定義上はSARSと確定診断された患者はどこにも存在しなかったということになるのだ。その理由は、WHOによって提唱されたもともとのSARSという疾患概念が、臨床的診断や疫学的診断を目的として作られていたことによっている。すなわち、SARSはまず、病気を引き起こす原因とはまったく無関係に、特定の臨床症状の組み合わせ、つまり症候群（「重症急性呼吸器症候群」）として見いだされた（構築された）ものなのである。だが、SARSの典型的症状といわれている三八度以上の発熱と咳や呼吸困難などは、それらの症状自体を取り上げてみれば、「重症」の風邪症状とほとんど違いはない。そのために、臨床症状だけで、SARSをその他の（重症の）ウィルス性肺炎と区別することは実際的には不可能である。そこで、こうした臨床的症状を示す

人々のうちで、疫学的にみて、ＳＡＲＳ患者（疑い例ないし可能性例）と接触があると推定される人々がＳＡＲＳとして扱われることになる。

だが、疫学的なつながり（疫学的因果関係）とは、相関性の有無を指しているのであって、直接的な因果性のことではない。すなわち、純粋な生物医学の論理からみれば、中国（ないしＳＡＲＳの地域内伝播のある地域）からの旅行者が、原因不明の（ＳＡＲＳと臨床的に一致する）肺炎症状を起こしていたとしても、それはどこまでも状況証拠の積み重ねであって、ＳＡＲＳの確定診断の決め手とはならない。だが、ＷＨＯの症例定義の目的は科学的研究というよりも〈感染症〉の社会的拡大をコントロールすることであるため、可能性や疑いのある人々を〈感染症〉として扱うことはその実践的な目的にはかなっているのである。

その一方で、標準的な生物医学の知においては、臨床的症状や徴候は病気の表層にすぎないものであり、細菌やウィルスのような病原体、ゲノムの突然変異、病理学的に確認できる異常などだけが、病気の本質だとみなされている。そのために、確定診断という項目の場所は、ＷＨＯの当時の症例定義のなかでは生物医学の知が満たすべき王座として空位のままにされていたのであろう。そう考えれば、ＳＡＲＳの病因が生物医学的に解明されていない時点で最初に作成された症例定義に、疑いと可能性はあっても「確定診断例」がないのは当然である。

だが、ＳＡＲＳの病因とされるＳＡＲＳコロナウィルスが発見された現在、ウィルス検査に基づいた診断名として「ＳＡＲＳコロナウィルス感染症」という概念がＳＡＲＳとは異なるものとして構築されつつある。このＳＡＲＳとＳＡＲＳコロナウィルス感染症との違いについては、アメリカ合州国のSARSサーベイランス症例定義（暫定版、二〇〇三年四月二九日）にわかりやすく図解されている[6]（**図1**）。SARSとSARSコロナウィルス感染症は完全に一致するわけではなく、SARSと臨床的に診断された患者からSARSコロナウィルスが検出できない場合もあれば、逆にSARSコロナウィルス感染症と検査で診断されても、臨床的にはSARSではない場合もあり得るのだ。後者は、不顕性感染と呼ばれる状態のことで、発熱がなかったり、本人が自覚しない程度の軽い風邪症状で終わる場合があると推定されている。

（臨床的）SARSとSARSコロナウィルス感染症がはっきりと区別されているもっとも大きな理由は、ウィルス検査法（ウィルス抗体価測定、PCRによるウィルスRNA断片の検出、ウィルス培養などの手法がある）の鋭敏さに限界があるために、臨床的なSARS患者（可能性例）から、ウィルス検査によってSARSコロナウィルス感染を確認できる確率が低いためである[7]。それだけではなく、SARSを発症してどの時期に検査を行ったか、また採取した検体の保存状態、検査の熟練度などによって検出率は大きく影響を受けると考えられている。当時のアメリカ合州国の調査では、SARS患者（可能性例）三二名を検査したところ、SARSコロナウィルス感染症と診断されたのは七名にすぎなかったというものもある[8]。

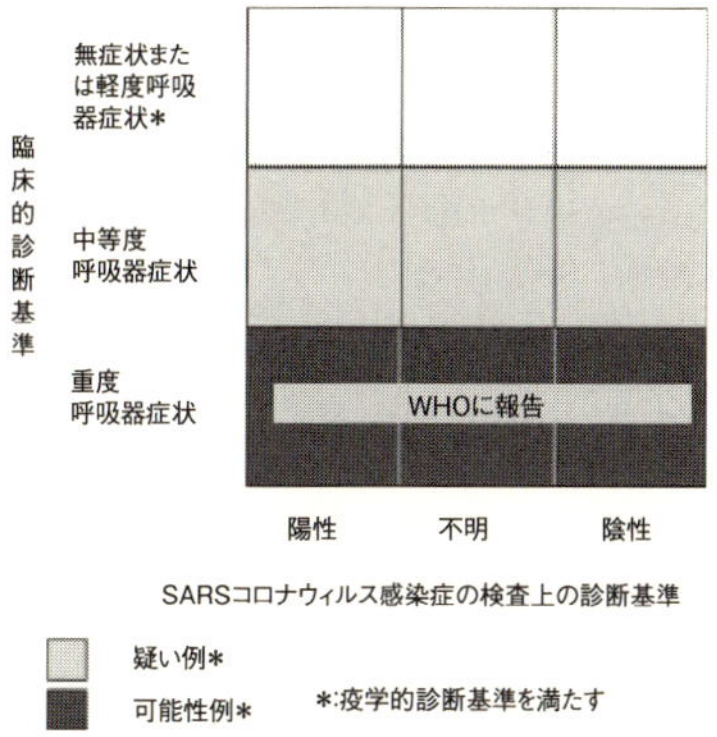

図1　SARSとSARSコロナウィルス感染症
（MMWR, 52; 391-3, May 2, 2003より）

生物医学的な確定診断は、たしかに科学的ではあろうが、あまり実際の診療や予防などの〈感染症〉コントロール（生政治学的実践）のために役立つとは考えにくい。

疾病論の言語学的転回

さらには、SARSが、SARSコロナウィルスによって生じた「ウィルス性肺炎」であるという生物医学において標準的な言説は、じつは歴史学の観点にたつ限りは、原因と結果を逆転させた倒錯的な見方にすぎないとさえ言い得る。病原体とされるSARSコロナウィルスが発見されたと報告されて[9]、SARSがウィルス性肺炎であることがほぼ確認された四月一〇日以前から、SARSは存在していた。それどころか、SARSつまり重症急性呼吸器症候群（severe acute respiratory syndrome）という名称を付けられる三月一五日以前にも、急性呼吸器症候群（後には非典型肺炎）の集団発生はすでに社会問題とされていたのである。

つまり、現時点から振り返りながら、歴史的経過を順序立ててみるならば、最初にあったのは、何らかの理由によって、ある種の症状の組み合わせのパターンが、新しい病気（の可能性のある状態）として見いだされたという事態である。つぎに、そのことが社会問題としてスペクタクル化されるなかで、新しい名前を与えられる。すると、その社会問題は、こんどは原因不明の新しい病気と見なされることになり、病気を引き起こす生物医学的原因の追究が行われる。運良く、病原体が「発見＝発明」されるならば、最終的には、生物医学的に首尾一貫した「疾患」として構築されることになる。病気の原因である病原体とは、病気の社会的歴史の最終ページ、その黄昏になってはじめて記されるのだ。

西洋社会の歴史を、「ユダヤ人」や魔女や異端や疫病などの「恐怖」に対するさまざまな社会的対応のパノラマとして描く歴史家ジャン・ドリュモーは、中世のペスト（黒死病）を例としながら、こう指摘している。


病の原因を見いだすこと、それは安全保障を与えてくれる枠組みを再び作り出すことであり、治療法を指示するものがそこから論理的に出てくるようなひとつの首尾一貫性を再構築することである。

（『恐怖心の歴史』[10]）


病の原因とされるウィルスとは、〈感染症〉という恐怖をなだめるために構築された生物医学的言説の生み出した結果に過ぎない。ウィルスとは言語であって、DNAやRNAではなく、様々に語られ経験される社会的なスペクタクルとしての〈感染症〉を起源としている。しかし、いったん、「疾患」概念が生物医学的に確立されて見慣れたものとなってしまえば、それがいかにして構築されたかという生政治学的な前史は忘れ去られる。この忘却がはらんでいる政治性を端的に表しているのが、日本国内でのＳＡＲＳ患者発生数の問題だろう[11]。日本でのＳＡＲＳ患者数は、国際的標準として認められている数え方では一六名、厚生労働省による公式発表ではゼロである[12]。

日本において使用されていた厚生労働省による症例定義も、ここで紹介したＷＨＯのものとほぼ同じである。だが、大きな違いはその運用の点で、「ＳＡＲＳ対策専門委員会」によるＳＡＲＳ認定が行われているところにある。二〇〇三年六月で、日本国内の疑い例累計は五二名、可能性例累計は一六名であるが、「「ＳＡＲＳ対策専門委員会」にてＳＡＲＳは全例否定されている」ために、「確定例　なし」なのである。もちろん、はじめに指摘したようにＳＡＲＳ確定診断という概念がそもそも存在しない以上、当時、ＳＡＲＳ患者は日本も含めて世界のどこにも確定的には存在しなかった。その意味では、日本国内でのＳＡＲＳ患者確定例はゼロという表現は誤りではない。しかし、ＷＨＯの発表しているＳＡＲＳ患者発生とは、臨床的・疫学的診断という意味でのＳＡＲＳ可能性例の集計であり、世界累計での約八〇〇〇名のなかに日本の一六例は含まれていないのである。日本独自の概念である「確定例」の定義ははっきりしないが、新聞報道などを見る限りでは、おそらくはウィルス学的な確定例（ＳＡＲＳであると同時にＳＡＲＳコロナウィルス感染症）という意味で使用していたと推察される。

ＳＡＲＳが世界的にも日本国内でも感染爆発を引き起こしはしなかったという歴史的事実が明らかになった現時点から見れば、ＳＡＲＳ患者数ゼロという公式発表は「真実だった」ということになる。しかし、この「真実」とは遡及的に生み出された一つの歴史的効果であって、真実になるかどうかはその後の歴史的経過によってのみ確定される「骰子の一擲」でしかあり得ない。次節でたどるように、二〇〇三年の二月に「急性呼吸器症候群」は沈静化しつつあるという公式発表を行った中国政府は、その賭けに敗北し、ＳＡＲＳ情報隠蔽という国際的非難を浴びることになったのだ。

非典型肺炎からSARSへ――感染症患者とは誰か?

我々は心配する何かをもたなければならない。しかもあらゆる種類の何かではなく、ほんの小さな、目に見える何か――少なくとも我々の力の及ぶ範囲内にある想像できる何か、「我々のできる」何かをもたなければならない。

(ジグムント・バウマン『政治の発見』[13])

〈感染症〉の生政治学を検討する我々としては、SARSの病因がウィルスであるという生物医学的言説に満足することなく、さらにさかのぼることにしよう。SARSはいかにしてSARSとして発見されたのか、という前史を探ることで、スペクタクルとしてのSARSを理解する鍵を得ることができる。

SARS公式発見に関して語られる正統的な物語は、「微生物の狩人」の一人である英雄的医師カルロ・ウルバーニの悲劇である。[14] WHOハノイ支部の疫学者であったウルバーニは、二〇〇三年二月二八日にベトナム・フランス病院から、二六日に入院した奇妙な肺炎症状を示す男性患者の診察の要請を受けた。香港で流行している鳥インフルエンザではないかと病院スタッフが疑ったのがその理由である(この患者が、ベトナムでのSARS集団発生の発端患者であり、その後、治療に当たった医療スタッフのうち、ウルバーニも含めて六名がSARSを発症し、その後の数週間で五名が命を落とすことになった)。事態の重大性に気づいたウルバーニはWHOに報告し、三月九日にはベトナム政府とWHOの緊急会談の結果、ベトナム・フランス病院全体が隔離されることになった。一一日に国際会議のためにタイのバンコクへ飛び立った彼は、到着した空港で体調不良を自覚、本人の申し出によりすぐに隔離病棟に運ばれた。その翌日一二日に、WHOは非典型肺炎の危険を世界に警告し、一五日にはSARSの症例定義が公表された。一八日間の闘病の末、三月二九日にウルバーニはバンコクで客死する。

彼の診察した患者こそがSARS一号患者として公的記録にとどめられているわけだが、残念ながら現実の歴史はそれほど単線的ではない[15]。SARSというスペクタクルの歴史は、SARSという名前が付けられる以前、WHOによる疾病集団発生（アウトブレイク）情報のなかの何気ない一報までたどることができる。

次に示すのが、WHOホームページに掲載されているSARS関連の報告の年代記である[16]。

・中国での急性呼吸器症候群（二〇〇三年二月一一日）

広東省において急性呼吸器症候群の集団発生があり三〇〇名の患者が発生し、五名が死亡したと、中国保健省からWHOに報告があった。（以下省略）

・中国での急性呼吸器症候群（二〇〇三年二月一四日）

中国保健省からの報告によれば、広東省での集団発生は臨床的には非典型肺炎に一致しているという。同省での患者の発生は、二〇〇二年一一月一六日にまでさかのぼることができる。患者の多くが経験するのは、発熱、頭痛、関節痛、全身の疲労感や倦怠感といった非特異的な症状である。

二〇〇三年二月一一日時点で、合計三〇五名うち五名死亡と報告されている。当局によれば集団

発生は沈静化しつつあるという。（以下省略）

・中国での急性呼吸器症候群（二〇〇三年二月一四日）

中国保健省からの報告によれば、広東省での非典型肺炎の集団発生（患者数合計三〇五名うち五名は死亡）の病原体はおそらくクラミジア肺炎である。

・香港特別区とベトナムでの急性呼吸器症候群（二〇〇三年三月一二日）

WHOが非典型肺炎の発生を世界に警告

二月中旬から、WHOはベトナム、香港特別区、中国広東省での重症肺炎の集団発生を確認するために努力してきた。（以下省略）

・重症急性呼吸器症候群（SARS）の多国同時集団発生（二〇〇三年三月一五日）

WHOは旅行者への緊急勧告を発表

世界に拡大するSARS

先週一週間で、WHOは原因不明の非典型肺炎であるSARSの疑い例一五〇人以上について新しく報告を受けた。現時点で、カナダ、中国、香港特別区、インドネシア、フィリピン、シンガポール、タイ、ベトナムから報告がある。（以下省略）

・重症急性呼吸器症候群（SARS）の多国同時集団発生（二〇〇三年三月一六日）

（…）

SARSは、二〇〇三年二月二六日にベトナムのハノイで最初に確認された。（以下省略）

ＳＡＲＳはＳＡＲＳになる以前に、中国の広東省での急性呼吸器症候群あるいは非典型肺炎として問題化している。したがって、唯名論的ではあるが、厳密に表現するならばＳＡＲＳが「世界に拡大する」わけではない、ということをまず確認しておこう。この急性呼吸器症候群と同じ病気と考えられる状態が、広東省だけではなく、香港、カナダ、ベトナムなどに発生して、「世界に拡大する」という状況が生まれたとき初めて、ＳＡＲＳとして名付けられた。つまり、ＳＡＲＳはその起源からして、グローバルなスペクタクルとして生み出されている。

それと同時に見逃してはならないのは、ＳＡＲＳはグローバルなだけではなく、特定の「感染流行地（ホット・ゾーン）」に限局したローカルな〈感染症〉でもあるという二重性を帯びている点である。感染流行地の存在は、自分の靴紐を引っ張って底なし沼からはい上がろうとする男の笑い話のような一種の循環論法としてＳＡＲＳの定義のなかにあらかじめ書き込まれている。ＳＡＲＳが定義されない限りは、感染流行がどこで生じているかが論理的には決定不能であるにもかかわらず、ＳＡＲＳを定義する条件のなかに感染流行地の存在が前提されている。はじめに指摘したように、ＷＨＯ症例定義は臨床的であると同時に疫学的な診断でもあり、そのなかにＳＡＲＳ感染流行地とつながりがある（旅行者や居住者）という項目が含まれてしまっている。この循環的ではあるがおそらくは実用的ではある奇妙な論理によって、感染流行地はＳＡＲＳに先行して存在することになる。ＳＡＲＳ感染流行地がどこかという問題が、東アジアにおいて容易に政治問題化した理由は、この定義のあいまいさにある。

国際的組織であるＷＨＯがどんなにＳＡＲＳのグローバルな〈感染症〉としての性質を強調した

としても、実際のSARSへの社会的対応の組織化は個々の国家によって担われるものであった。なぜなら、SARSに対する確実な治療法や予防ワクチンがなかった以上、SARS対策は、国内でローカルな感染流行地をどう統治するかという問題と、SARS患者の（とくに国境を越えた）移動をコントロールするという国境での問題に集約されるからである。そこでは、医学が近代の生物医学という啓蒙された文明的姿となる以前からもつ二つの古くからの武器、つまり隔離と検疫こそがもっとも頼りになる〈感染症〉コントロールの手法として用いられた。

しかし、隔離と検疫という社会防衛のためのものものしい「強制の鎧」が、〈感染症〉コントロールのために必要不可欠な「医療」であるとして社会に受け入れられるには、原因不明の症候群という概念や目には見えないウィルスの存在だけでは十分とはいえない。象徴界の水準で言語的に構築された知としての科学的概念だけではなく、社会的な想像界の水準で作動して、人々に呼びかけ、人々を説得し、人々を「同意」させる強力なイメージが、〈感染症〉のスペクタクルの核として出現しなくてはならないのだ[17]。

この核となるイメージの出現を理解するためには、〈感染症〉とは何か、という問いを変形させる必要がある。すなわち、〈感染症患者〉とは誰か、と。個人の治療という意味での医学においては、この問いへの答えは簡単である。〈感染症患者〉とは感染症を「感染させられた」患者であり、治療とケアの対象である。〈感染症患者〉がこのような犠牲者としてイメージされている限りは、剝き出しの医学的暴力装置としての隔離や検疫を発動することは難しい。これに対して、社会防衛を目的とする隔離と検疫の医学においては、まったく異なった〈感染症患者〉のイメージが作り出される。そこに現れるのは、受動的な犠牲者ではなく能動的な感染源、つまり「感染させる」患者という存在である。〈感染症〉がスペクタクルとなるときにどのようにある特定の種類の〈感染源としての感染症患者〉に関するイメージが動員されるのかを知るため、二〇世紀初頭のアメリカ合州国のチフスのメアリーの例をとりあげよう(18)。

〈感染症患者〉の汚名にまみれた肖像

「チフスのメアリー」ことメアリー・マロンは、一八六九年にアイルランドに生まれ、一八八三年にアメリカ合州国へと移民し、住み込みの家政婦兼料理人として生計を立てていた。時期ははっきりしないが、メアリーは腸チフスに感染し（症状は軽度であり本人も自覚していなかったらしい）、腸チフスの健康保菌者となった。発疹と下痢を主症状とする腸チフスでは、感染者の二〇人に一人では回復した後も胆嚢のなかにチフス菌を抱え込んで、便中に排出し続ける健康保菌者になることが知られている。

料理人としてもベビーシッターとしても評判の良かったメアリーは、ニューヨークの大邸宅での住み込み家政婦として働いていた。一九〇〇年から一九〇七年までの間に、八カ所の勤め先のうち七家族で腸チフスが発生し、患者数は合計で二二人（うち一人は死亡）に達した。疫学的な感染経路の追跡によって〈感染源〉とみなされたメアリーは、一九〇七年にニューヨーク市保健局によって拘束され、リヴァーサイド伝染病院に強制的に隔離された。当時の雑誌には、「チフスのメアリー」がドクロをふりかけながら調理をするという扇情的な挿絵がみられる（**図2**）。三年後の一九

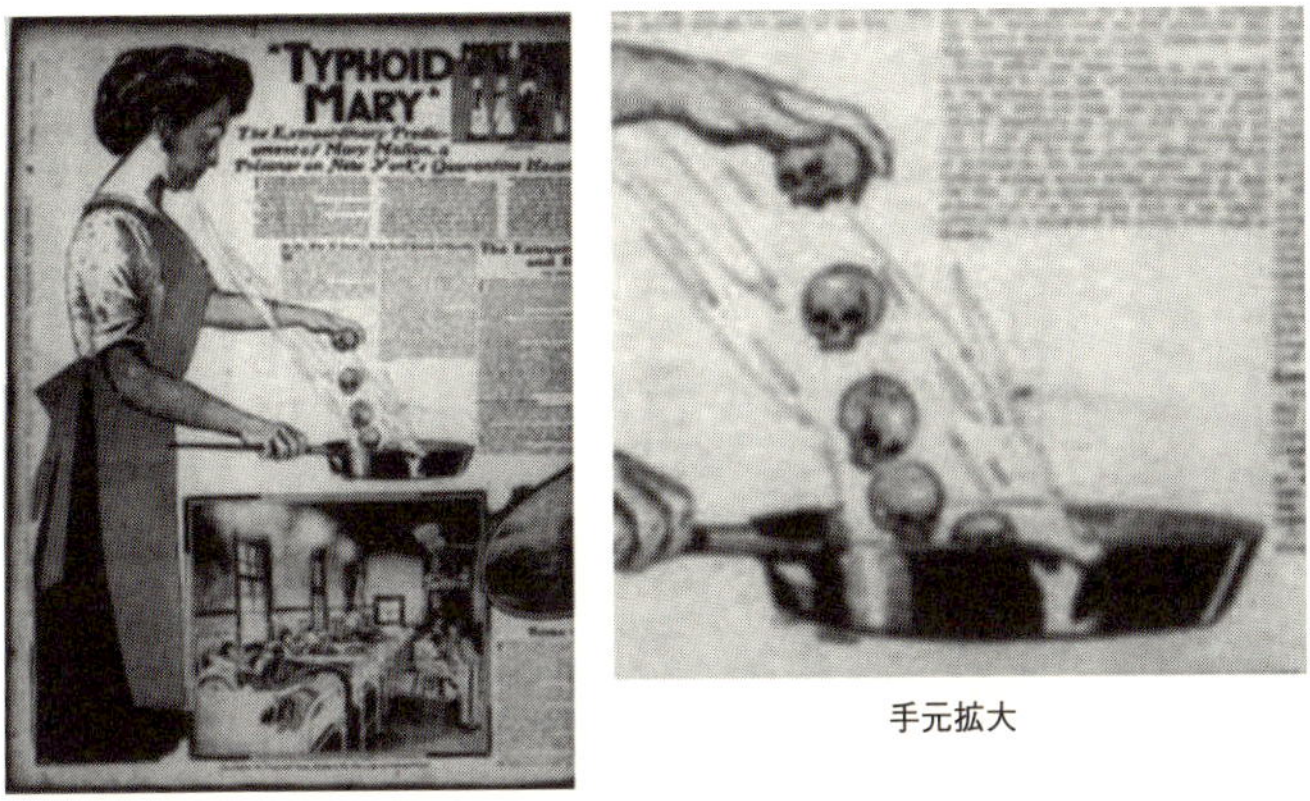

図2　「チフスのメアリー」（New York American, June 20, 1909, Leavitt, "Typhoid Mary", Beacon Press, 1996 より改変）

一〇年に、メアリーは、調理はせず、洗濯だけを行うという誓約のもとで保護観察下ではあるが自由の身となった。まもなく、メアリーは姿を消し、ブラウンという偽名で再び家政婦兼料理人として働き始めた（洗濯だけでは経済的に独立した女性として生活することが困難だったためらしい）。一九一五年に、メアリーは再び保健局によって拘束されたが、その五年間に少なくとも二五人（うち二人死亡）に腸チフスを感染させたと推定されている。メアリーは、リヴァーサイド伝染病院に終身隔離となり、一九三八年に死亡した（病院の細菌検査室の補助員として働いていたという）。

「チフスのメアリー」は、こんにちでもアメリカ合州国での都市伝説として生き残っており、その最近の例が、エイズのメアリー（男性版ではエイズのハリー）である。彼女は、行きずりの男性と一夜を共にした後、口紅で鏡に「エイズの世界へようこそ」と書き付けて姿を消すという。[19] 医師による健康保菌者という説明を納得せず、自分の職業を続けていたメアリーには、たんなる〈感染源〉というだけではなく、悪意をもって病原体をばらまく魔女のイメージが重ねられていく。

最近の医学雑誌からとったSARS感染経路を示す二つの図版（図3・4）、とくにブドウの房のように広がっていく無数の感染者を示したイラストは、どこかドクロをまき散らす「チフスのメアリー」と似通ってみえないだろうか。極端に多くの人（定義によれば一〇人以上）に感染を広げる患者としてのスーパー・スプレッダー[20]は、SARS〈感染症患者〉がいかに（公衆衛生上）危険であるのかを示すイメージとして流布しつつある。

中国では、ウィルスを病毒と呼ぶことから「毒王」などとも表現される場合があるようだ。とくに有名になったのは、中山医科大学第二付属病院に入院していた四六歳の海産物業者の男性だ[21]。彼は、一月三〇日に肺炎による呼吸不全でその病院に運び込まれて、一八時間だけ人工呼吸器の処置を受けて、さらに高度な治療が可能な病院（第三付属病院）へと転院した。しかし、呼吸苦のために暴れる彼に人工呼吸器を接続する際に血液や痰が飛び散り、総数二八名の医療従事者が肺炎に感染したという。そして、そのなかの一人が、病気のグローバルな拡大のきっかけとなった六四歳の腎臓学教授である患者A（図3）だった。

患者Aは結婚式出席のため、二月二一日に香港のホテルMに滞在した（翌日には肺炎のため入院し、三月四日に死亡[22]）。行動をともにしていた家族二人、入院先の医療スタッフ四人、滞在先のホテルMで一〇人に感染を引き起こしたとされるスーパー・スプレッダーである。同じ時期にホテルMの滞在者であった患者Bとして示されている人物が、ベトナムのハノイでのSARS公式患者（可能性

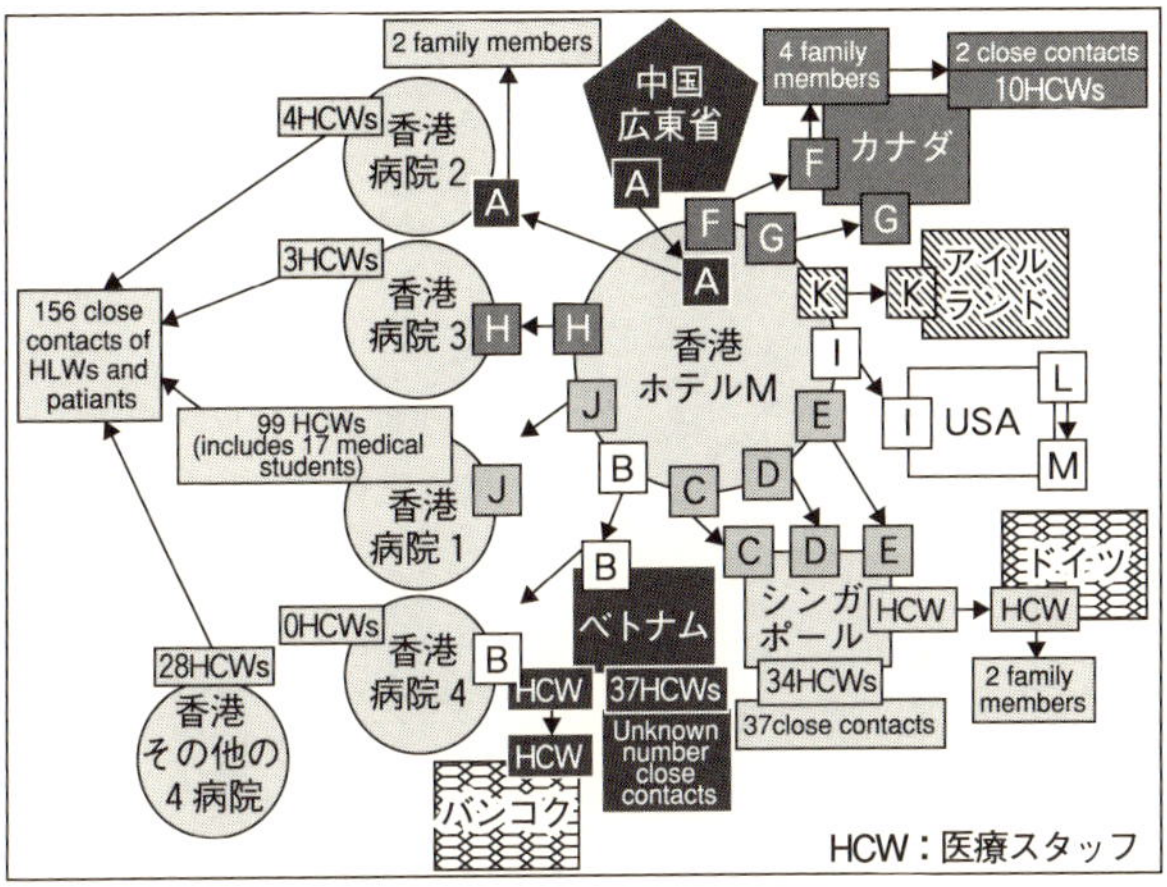

図 3　SARS 拡大の初期（MMWR, 52; 241-8, March 28, 2003 より）

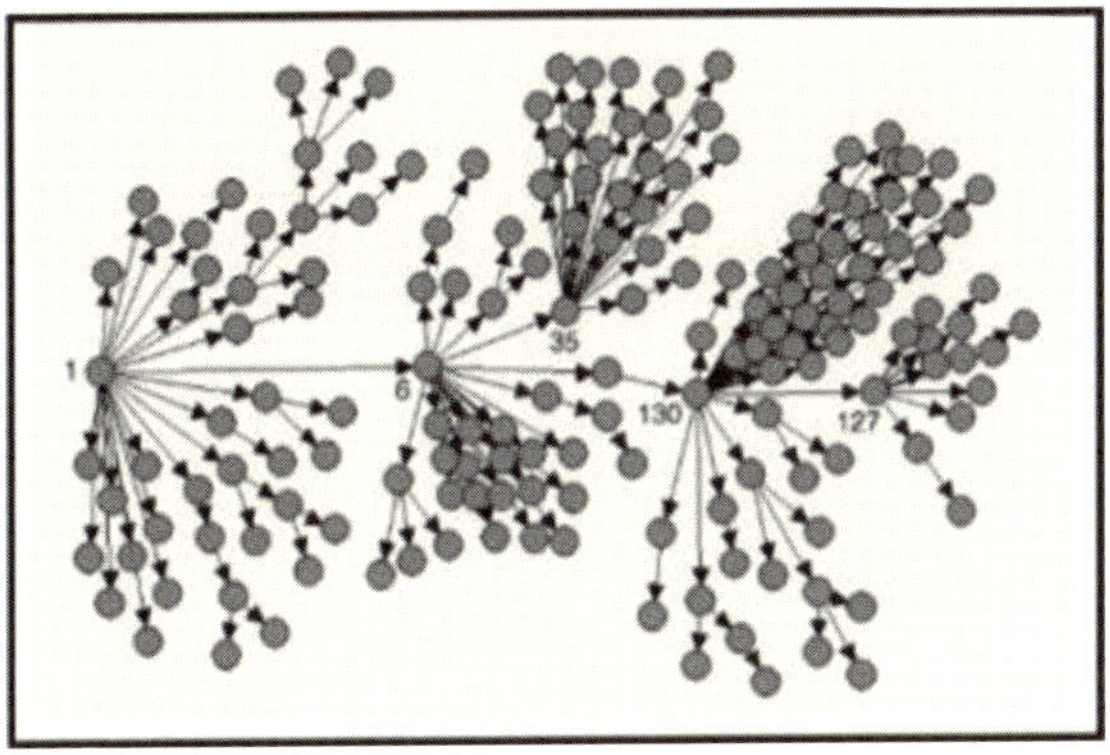

図 4　シンガポールでの SARS（2 月25日～4 月30日）
（MMWR, 52; 405-11, May 9, 2003 より）

例）第一号である。同じホテルMから発生した患者Fは、七八歳の女性で、カナダのトロントでの最初のSARS患者（可能性例）である。[23]

また、患者C、D、Eとして示されている患者三人のうちの一人が、シンガポールで医療スタッフ九人と家族および見舞客一二人に感染を広げたスーパー・スプレッダーであるとされている（図4左端の患者1）。シンガポールでの集団発生の感染経路を示す図4の記載が正しいのだとすれば、五人のスーパー・スプレッダーが集団発生の引き金となったことになる。グローバルに点在する感染流行地は、越境的な旅をするスーパー・スプレッダーという線によって互いに結びあわされる。

こうして、〈感染症患者〉のなかのごく一部であり、しかも誰がそうなのかは事後的にしか知ることはできないが、確実に存在するとされる〈感染源としての感染症患者〉であるスーパー・スプレッダーのイメージが、〈感染症〉のスペクタクルの核として現れる。逆にいえば、隔離と検疫という強権的な〈感染症〉コントロールの手法は、その対象となるべき「社会にとって危険な感染源」としての「チフスのメアリー」やスーパー・スプレッダーの存在を要請すると考えることもできる。この意味では、新型肺炎SARSというスペクタクルは、「新型」ではなく、「社会を防衛しなくてはならない」というテーマのさまざまな変奏として歴史的に繰り返される古びた〈感染症〉のスペクタクルの再演の一つに過ぎない。

新たなる身体のテクノロジー

だが、〈感染症〉のスペクタクルが、二〇世紀末から加速したグローバリゼーションのもとでの生権力と結びつくことによって[24]、隔離と検疫の新しい段階を予感させるような事態もいくつか生み出されつつある。

検疫（クアランティン…もともと四〇日という意味）は、中世の西洋都市がペスト（黒死病）の侵入防止を目的に、ペストが発生しているおそれのある地域からの貿易船との交易を入港後四〇日間禁止していたことに由来している（ペストに汚染されていれば、潜伏期間にあった患者が発症するはずの期間）。また、ペストの発生した地区に対しても同じような検疫（ないし地域全体の隔離）という手法がとられた。街路は監視され、個々の住民は巡視の対象となり、ほかの地域との交流は四〇日間の間は禁止されるのである。SARS集団発生が確認された香港の高層マンションなどでは、こうした〈感染症〉コントロールの手法が数世紀の時を超えて、まったくそのままのかたちで反復された。ミシェル・フーコーは、規律＝調教によって人々を個人化する生権力として近代社会における支配を描き出したが、その際に、一七世紀にペストという「非常事態」のもとで立ち上がった権力が常態化したものこそが一九世紀に完成する規律＝調教の社会であるということを指摘している。

ペストに襲われた都市、すみずみにまで階層秩序や監視や視線や書記行為が及んで、個人のすべての身体を明白に対象とする広域的な権力の運用のなかに身動きできなくなる状態――それこそは完璧なやり方で統治される居住区の理想世界なのである。

（『監獄の誕生』[25]）

かつてのような規律＝調教の社会での身体のテクノロジーは、人々を集団として特定の施設（病院、学校、監獄など）に収容して閉じこめることを前提として初めて、そのなかで個人化を行うことができた。フーコーは、この閉ざされた空間への排除と規律＝調教による個人化の結合を「〈らい者〉をいわば〈ペスト患者〉のように扱うこと」と表現している。[26] 閉じこめの極限にあるのが、「らい（ハンセン病）患者」への強制収容であり、非常時の監視の徹底化がペスト患者への検疫と隔離だった。しかし、人間や商品や資本の移動が高速かつ巨大になったグローバリゼーションの時代においては、人々（〈感染症患者〉）の移動を、地区全体の隔離や貿易船丸ごとの検疫という手法によって、集団として制限して排除することによる経済的コストは莫大なものとなる（かつての中世の商業都市の場合でも検疫は忌避された）。[27]

そのために、こんにちでの検疫と隔離は、排除された集団を対象とするのでなく、ターゲットを個人に定めているところに特徴がある。それを可能としているのが、新しい生権力による身体を監視するテクノロジーの強化と上昇である。ＳＡＲＳ患者（可能性例）を隔離する収容施設としての病院はもちろん現在も存続している。だが、こんにちにおける隔離において以前にも増して重要になっているのは、発症した患者の隔離ではない。むしろ、隔離する必要のある患者が発生すること自体が、予防を目標とする〈感染症〉コントロールにおいては失敗と見なされ、発症するリスクのある健常者を（病院という収容施設ではなく）自宅にいるままに監視下におくことがコントロールの手法となっている。その極端な例は、シンガポールでの「感染症法」であり、ＳＡＲＳ患者と接触した人々全員を強制的に一〇日間自宅に隔離（クアランティン）することを定めている。また、この隔離の実効性を確認するために、政府がＳＡＲＳ患者との接触者の居住する各戸に電子カメラを強制的に設置し、必要に応じて在宅を確認するのである。[28]ほぼ同様のインターネットを通じたカメラによる個人への監視は台湾でも行われていたという。[29]

個人を監視するテクノロジーが極限にまで個人化されることによって、逆説的に個人の身体の消失という事態が生じつつある。いうまでもなく、医療スタッフによる病院での入院者への監視は、診療という名のもとでの生身の身体による接触を伴っていた。これに対して、流動化した個人（もちろん自宅隔離されて完全に自由ではないが、入院しているよりも自由度は高いだろう）に対する距離を隔てたカメラによる監視においては、直接的な身体性は消失していく。ディヴィッド・ライアンが指摘するように「消失する身体は近代の基本問題であり、通信情報テクノロジーの拡大・浸透がそれを助長している」のである。[30]SARS対策の一つとして、各国の国際空港で導入された人間の体温を可視化するサーモグラフィーによる監視システムは、テクノロジーによる身体の消失の象徴的な例だろう。これは、直接的な診察という過程を抜きにして、遠距離から、個人の身体のプライヴァシー情報である体温をチェックする身体のテクノロジーの登場である。もはや、こうしたテクノロジーのもとでは、規律＝訓練が個人によって内面化されること（健康になる義務という規範を内面化し、自己の体調を空港の検疫所で自己申告すること）は必須とはいえない。その逆に、個人の内部にある身体情報（発熱の有無）は外面化されて、監視のテクノロジーの直接的な対象とされるのだ。

さらに、身体の消失という事態は、〈感染症〉集団発生のグローバルな監視ネットワークの領域にまで及んでいる。こんにちでは、新たな〈感染症〉の発生を発見し、警告するのは、患者の身体に直接的に関わる医師たちのような「微生物の狩人」ではない。自動化されたサーチエンジンが、インターネット上での疾病情報をキーワードによって検索し、フィルターにかけて取捨選択して、集団発生を見つけ出すのである（アメリカ合州国によって主として運営されているとされるグローバルな通信傍受システムであるエシュロン[31]が、テロや生物化学兵器という言葉をキーワードにして情報分析を行っているのとどこか似通ってはいないだろうか）。ヘルス・カナダによって開発され、一九九七年からWHOによって使用されているこのコンピューターシステムは、GPHIN（Global Public Health Intelligence Network）として知られており、二〇〇〇年に始動したGORAN（Global Outbreak Alert and Response Network）の一部となっている。インターネット上の九五〇のニューズ・グループと電子掲示板をリアルタイムで自動的にキーワード検索し、精査してフィルターにかけた上で、WHO職員によるチェックに回す役割を果たしているという。このGPHINは二〇〇二年の一一月の段階ですでに中国での肺炎集団発生に関して警告を発していたとされている。[32]

感染症のスペクタクル

母なる自然こそが究極のバイオテロリストだ。
（ネイチャー、二〇〇三年四月一〇日）[33]

SARSという病気それ自体とともに、それが引き起こした〈感染症〉のスペクタクルもまた跡形もなく消え去った。その意味では「政治的ウィルス」の寿命はそう長くなかったようだ。SARSとは比較にならないほど多くの感染者と死亡者を現在でも出しているエイズでさえ、二〇世紀末にもっていたジャーナリスティックな目新しさを今ではほとんど失っている。

疾病を一つひとつ見分けようとする生物医学的な偏見を離れれば、むしろ「新興感染症」というスペクタクルがつぎつぎと異なった新奇な病気として回帰している現状が見えてくるだろう。一つひとつの疾病がどんなものであったかは、ぼんやりとした健忘症のなかに消え去っていくが、その中心には〈感染源〉としての患者のイメージがつねに持続する。そして、個人の病気の治療とは異なったもう一つの医療、つまり社会防衛の諸実践が〈感染症〉のスペクタクルに伴って現れている。かつては端的な排除や規律＝調教による個人化として行われていた社会防衛は、本章でたどってきたようにＳＡＲＳにおいては非身体化した監視へと重心を移して変容しつつある。

　この出現しつつある新しい身体のテクノロジーといかに対峙すべきかを考える上では、ＳＡＲＳの経験から学ぶべき教訓としてＷＨＯが掲げるアジェンダが逆説的な意味で参考になる。そこには「来るべき新感染症の出現、インフルエンザ流行、生物兵器の意図的な使用の可能性などが公衆衛生・経済・社会に引き起こす結果に対処して緩和する準備を整える」ことがあげられているからだ。(34)こうした対策の組織化への試みのなかでＳＡＲＳという自然災害と生物兵器テロという政治的行為が、健康危機としては一つのものとされてしまっている点は特徴的である。強権的な隔離と検疫あるいはプライヴァシー権を制限した感染経路の特定などは、健康危機という「非常事態」に対する医療としては、技術的にみればきわめて効率の良い手法かもしれない。しかし、技術的効率性だけを偏重する視点のもとでは、政治という問題は災害や事故のように扱われることになる。生物兵器が用いられるのは何故かという政治をめぐる問いは忘れ去られる。テロを生み出した政治的対立は無視され、感染症コントロールという表面的対策がすすめられる。そこで生じているのは、政治の自然化すなわち脱政治化だ。そもそも「例外」であるはずの「非常事態」に備えるべき覚悟性としてのみ現在の常態が位置づけられ、「健康は善である」という単純な原理のもとに（医学）技術的解決が重要視され、健康危機というスペクタクルだけが単純化されて強調されるとき、それらを引き起こした過程と原因の多彩で複雑な政治性はすべて見失われるほかはない。

生政治学的分析のなかに、「非常事態」こそ常態であるという考えに見合った歴史の概念（ヴァルター・ベンヤミン）を構築することが求められている。

第二章　防疫線上の政治——鳥インフルエンザ

ウィルスと政治との出会い

外交専門誌『フォーリン・アフェアーズ』は、二〇〇五年の七・八月号で、「次の疫病？」というタイトルのインフルエンザに関する巻頭特集を組んだ。戦争や外交に関わる「高尚」な議論を主要なテーマとし、国益に直結した重大な政策決定を考察することを目指しているはずの雑誌が、健康と病気という個人の身体に関わる主題を論じたこと自体、珍しいことだ。しかも、それだけではない。この特集は、科学雑誌『ネイチャー』の五月二六日号での「鳥インフルエンザ」特集とジョイントでの企画だったのである。

国際政治や外交の専門誌と科学の専門誌とが、インフルエンザというトピックについて同時に特集したという事態は、二一世紀における「政治」のあり方の一つの面を象徴している。そこに映し出されているのは、「政治」という問題設定が、国民国家間の外交や戦争という国際関係論の枠組みだけでは理解することも対処することもできない領域——この場合はグローバルな疫病だが——

にじわじわと拡散しつつあるという状況なのだ。

考えてみよう。現代社会では、もともと科学と国際政治はある意味で深く関連しあっている。核や生物化学兵器のような、いわゆる「大量破壊兵器」については、外交や国際政治の問題として多くのことが論じられてきた。だが、同時に、先端的な技術や知識が拡散することによって、比較的たやすく、安価に「大量破壊兵器」を作成することが可能になったという側面、すなわち科学の発展という面も重要な要素として考慮する必要があることはいうまでもない。しかし、これまでは、たとえば核物理学や遺伝子工学の専門誌と外交専門誌が、同じ土俵の上で議論を交錯させることが必要だとされたことはほとんどなかった。それは、外交専門家は科学技術の瑣末な細部を知る必要はないし、科学者は専門的な科学知識の増大に専念するべきものとされていたからだ。一部の科学者たちが、自らの開発した科学技術が、人々の幸福のためではなく、破壊と殺戮をもたらすために使われたことを憂えたとしても、それは基本的には科学者個人の「良心」の問題とみなされた。もちろんのことだが、「良心」という言葉ほど、国際政治の場における外交でのリアリズムと縁遠いものはない。

二一世紀になって国際政治と科学との言説の交錯した場にインフルエンザという感染症が登場した事態は、さまざまな視点から解読することができる。まず、生物学と国際政治学という二つの学問分野の境界があいまいになっているということに注目すれば、それは「ポストモダン」の流動化した学際的知のあり方に典型的な状況と見ることができる。また、地域的疫病が、国民国家の境界を超えて地球規模に拡大する可能性は、グローバリゼーションの進行によって高速化・大量化した人々の交通と関連している、とも考えられるだろう。これは、グローバリゼーションによって現代社会に生じた変化（国民国家という枠組みの弱体化）を強調する見方と一致している。逆に、疫病のコントロールにはしばしば強制的隔離や検疫のような強権的な措置が必要であることを指摘して、住民の生命や財産のセキュリティ（多くの先進国では、そのなかに最低限の健康の維持も含まれる）を保障するという国民国家の本来の役割を、感染症をめぐる政治において強調する議論もあり得る。また、たんに人間の所有する財の分配だけでなく、生命や身体という人間存在の基底に関わる部分が直接的に政治の賭け金になりつつあるという点からは、バイオポリティクス（生政治）の上昇の一局面として理解することができるだろう。本章で強調したいのはこの最後の論点である。

鳥インフルエンザとは

まずは、アジア各地を中心に広がっている鳥インフルエンザについて簡単に経過を確認しておこう。(1)

人間のインフルエンザと同様に、鳥インフルエンザのなかでもウィルスの差異によって症状の重症度に違いがある。いま問題とされているのは、高病原性（H5N1型）の鳥インフルエンザである。病原性の低い鳥インフルエンザの場合は、ニワトリなどの間で流行があったとしても軽症であって、鶏卵の生産が低下するぐらいで大きな影響をおよぼさない。しかし、高病原性の場合、とくにH5N1型では、四八時間以内の（鳥の）死亡率はほぼ一〇〇％であるという。ただ、仮に毒性の強い（高病原性）ウィルスだとしても、鳥類だけの伝染病であれば養鶏業者の事業収益に関わるだけの問題に過ぎず、国際政治を揺るがすことはない。

鳥インフルエンザが危険視されている理由の一つは、鳥類の間で感染するだけでなく、鳥類から人に感染する可能性もあることだ。だが、あえて言うならば、鳥類から人に鳥インフルエンザが感染するとしても、それ自体は、鳥類とひんぱんに接する人々、すなわち養鶏業者あるいは生きているニワトリを市場で購入して食用にする一部のアジア地域住民の問題であって、グローバルな公衆衛生問題とまではいえない。

『フォーリン・アフェアーズ』や『ネイチャー』の特集への寄稿者たちが恐れているのは、鳥類の伝染病である鳥インフルエンザでもなければ、それが鳥類から人に感染するということでもない。そこからさらに突然変異によって、鳥インフルエンザが、人から人に感染する能力を獲得して、人類の新型インフルエンザになってしまうのではないか、という点なのである。その場合、鳥インフルエンザのウィルスは人類が今まで経験したことがない（つまり免疫をもたない）タイプのウィルスであるために、そこから発生した新型インフルエンザによる感染爆発（アウトブレイク）がおきるのではないかという恐怖がつきまとう。そのことは、WHO（世界保健機関）による、インフルエンザの世界的流行（パンデミー）についての次のような定義にも示されている。

インフルエンザのパンデミーとは、人類が免疫を持たないタイプの新型インフルエンザが、数次に同時的に世界で発生して多数の患者や死者が出る状態である。グローバルな移動やコミュニケーションの増大、また都市化や人口稠密化のために、新型インフルエンザ・ウィルスが引き起こ

す疫病はすばやく世界に広がることが予想される。(2)

人類に感染するインフルエンザはA、B、Cの三種類があるが、なかでもとくに流行を繰り返しやすいのは突然変異の多いA型である。最近のウィルス学においては、人類のインフルエンザの起源は、同じA型インフルエンザである鳥インフルエンザのウィルスがブタなどの他の動物に感染し、突然変異を起こしたものではないかという説もある。インフルエンザのウィルスは、A、B、C型以外にも、ウィルスの表面のタンパク質の性質によるタイプ分類が行われており、A型では、高病原性として問題になったH5N1型以外にも、Hで一五種類、Nで九種類の組み合わせがあり得る。

たとえば、一九一八年から一九一九年に、第一次世界大戦の従軍兵士とともに世界各地に拡がった「スペイン風邪」(3)は、四〇〇〇万人以上の死者を出したことで知られている。(4)その原因となったのは、先ほどの分類でいうと、H1N1型のインフルエンザ・ウィルスで、もとは鳥類由来であったが、鳥から豚を経て人類に拡がったとされる。(5)つまり、渡り鳥などを通じて世界各地に広がるさまざまな鳥インフルエンザ・ウィルスの一つが、何らかの形で、人類の間に広がる(人から人に感染する)ようになった場合、新型インフルエンザ大流行が生じ得ることは歴史的に証明されているわけだ。したがって、いったん、仮に人から人へ容易に感染する能力を獲得した新型(ヒト)インフルエンザが発生した場合、その拡大は爆発的なものとなる可能性があることは事実だ。

高病原性の鳥インフルエンザとして現在話題になっているH5型については、ウィルス学的に確認されている限りでは人類での大流行はなかった(少なくとも、現時点で生存している人類は経験していない）とされる。しかも、その毒性については、鳥類に病原性が強い以上、人類にも重症のインフルエンザを発症する可能性が高いと考えられている。[6] この二点から、とりわけ、鳥類から人に拡大して、人類にとっての新型インフルエンザになっていくことが警戒されている。H5N1型の鳥インフルエンザに由来する新型（ヒト）インフルエンザが発生した場合、そのタイプにまったく免疫をもたない現存の人類では、数千万人規模以上の死者という被害を生じるかもしれない、と推定されている。スペイン風邪の例を考えてみれば、この予測は現実離れした大げさすぎる空想とはいいがたい。

鳥インフルエンザのなかでも病原性の強いH5とH7型については、鳥類で一〇〇％の死亡率であることから、文献的に記録に残されている場合もあるようだ。[7] そのなかでもっとも古いものは、一八七八年に、イタリアでの「家禽の疫病」という報告であるとされている。しかし、残された資料からウィルス学的にその病原体のタイプがH5N1型としてはっきりと確認されているのは、一九五九年のスコットランドでの鳥インフルエンザの流行が最初である。その後にも、マスメディアで話題にならなかっただけで、地域的流行は数年に一度ずつ生じている。

鳥インフルエンザから新型インフルエンザへ

H5型の鳥インフルエンザが人に広がる可能性が単なる杞憂ではないことを実際に示して、疫学者とウィルス学者を震撼させたのは、一九九七年に生じた鳥インフルエンザによって、香港地区で、ニワトリから一八人が感染し、そのうち六人が死亡したという事態だった。鳥インフルエンザの流行だけではなく、人類へ広がったことが不安を引き起こしたのだ。中国の広東州に由来すると考えられたそのH5N1型の鳥インフルエンザ・ウィルスを制圧するために、当局は、香港地区の全人口にも匹敵する数である一五〇〇万羽のニワトリを処分した。しかし、野鳥である渡り鳥などによっても拡がる鳥インフルエンザを完全にコントロールすることは不可能であった。二〇〇一年には、再び香港地区や韓国などで、H5N1型の鳥インフルエンザが発生し、一二〇〜一五〇〇万羽のニワトリが処分されている。

また、ヨーロッパでは、二〇〇三年、オランダやベルギーでH7N7型の鳥インフルエンザの感染爆発が発生した。人に感染した場合は、ほとんどの場合は結膜炎だったが、獣医師一名の死亡が報告されている。この感染をコントロールするために、一〇〇〇万羽以上のニワトリが処分された。

二〇〇三年末から二〇〇四年にかけての冬には、さらに大規模なアジア地域（ベトナム、タイ、カンボジア、中国、インドネシア、日本、ラオス、北朝鮮）でのH5N1型の鳥インフルエンザの発生が報告された。感染爆発の中心となったベトナムでは、数千万羽以上のニワトリを処分したが、鳥インフルエンザを終息させることができず、二〇〇四年末には再び感染が拡大した。その（鳥類のなかでの）流行は中央アジアに拡がりつつあり、二〇〇五年には、ロシア、カザフスタン、モンゴルなどでも報告されている。二〇〇六年には、インドネシアでの大きな流行が起き、そのほかにエジプト、トルコ、アゼルバイジャンにも報告されている。そして、ここが重要なのだが、この鳥インフルエンザの流行では、鳥類から人に感染した例は、ベトナムとタイを中心に、二〇〇三年末以来現在（二〇〇六年夏）までで、二〇〇名以上に達し、そのうち一〇〇名を超える死亡者が発生している。感染していても軽症で分からなかったり、保健当局が把握していないということもあるだろうが、およそ五〇％を超える高い致死率ということになる。ただし、その患者のほとんどは、生きたニワトリとの接触があった（つまり、鳥から人への感染）と考えられており、人から人への感染が確実な例はほとんど報告されていない[8]。また、日本については、二〇〇四年の一月には山口県で、二月には京都府で、H5N1型の鳥インフルエンザが発生している。二〇〇六年の現時点までは、日本国内では、鳥類から人への感染は報告されていない。

もし、鳥インフルエンザが人から人に感染する新型インフルエンザになった場合には、どのような社会的できごとが起きるか、という点を理解するには、二〇〇二年末にアジアを席巻したSARS（重症急性呼吸器症候群）の経験が参考になるだろう[9]。

前章でも述べたが、SARSの公式発見の経過は次のようなものだ。まず、WHOは、二〇〇三年の二月二八日、ベトナム・フランス病院から、数日前に入院した患者が鳥インフルエンザの疑いがあるので診察してほしいという依頼を受けた。派遣された医師の診察によって、鳥インフルエンザは否定されたものの、別の原因不明の病気で、感染力の強い肺炎であるという報告を受けたWHOは三月九日に病院全体を隔離するように勧告し、一二日には、「非典型肺炎（後のSARS）」の感染爆発を世界に警告した。二〇〇二年末から翌年にかけての一回のしかも短期間のSARS流行だけで、アジア地域だけでなくカナダのトロントにまで広がり、合計八〇九八人を感染させ、そのうち七七四人を死亡させている。

咳などによる飛沫を通じて拡大することが知られていた非典型肺炎（SARS）の方が、人から人に感染したという面では、現時点での鳥インフルエンザ（基本的に生きた鳥から人にしか感染しない）よりも、未来のリスクとしての新型インフルエンザを予告するような病気だったといえるだろう。また、メディア的な視点からも、パックに入ったチキンしか見たことのない先進国の住民の多くにとって、「アジアからの旅行者の咳」の方が、「弱ったニワトリ」よりも、身近な感染源としてはリアリティがあることはいうまでもない。

「予防」の上昇

ここで改めて確認しておきたいことは、鳥インフルエンザと区別されるような新型（ヒト）インフルエンザは現在のところ発生しておらず、未来のリスクに過ぎない状態でとどまっているという当然の事実である。つまり、鳥インフルエンザは多くのニワトリを犠牲にした（感染症そのものによって、あるいは予防的な殺処分によって）ことは確かだが、現時点での人類での感染者や死者の実数は数百人であってきわめて少ない。この現状とリスクとの大きなギャップによって、いまそこにある現実の危機そのものというよりも、未来の危機の表象としての性格を強められているのが、鳥インフルエンザという問題の特徴だ。言説のなかにしか存在しないことによって、鳥インフルエンザはメディア的なスペクタクルにふさわしい感染症となっている。不在の疫病は、逆説的なことに、いつ、どこに、どんな形で出現するか、がわからないという意味で、現存するいかなる疫病よりも恐るべきものとして表象され、「遍在する疫病」と同じことになってしまう。イラク戦争の口実とされた「大量破壊兵器」のように、どこにも見つからないとなれば、発見されないこと自体がその危険性への不安な意識を増幅する役割を果たし、さらにヒステリックな恐怖を悪循環のように呼び起こしていく。そして、不在で遍在する疫病は、人々の恐怖をかき立てるだけではなく、あるタイプの現実の公衆衛生的な対応を生み出す動因ともなる。

鳥インフルエンザをめぐる社会的対策は、新型（ヒト）インフルエンザという不在の中心の周りに構築されているために、そこでの「予防」という戦略は、これまでの疫病対策とは大きく異なったものにならざるを得ない。なぜなら、いまだ発生していない疫病を「予防」することは、疫病の出現そのものを予防する新しい方法を必要とするからだ。従来の方法（検疫や感染者の隔離）とは、すでに存在している疫病に対して、その疫病の拡大を予防するに過ぎない手法である。

この違いをはっきりとさせるために、古典的な感染症であるペストやコレラの場合に行われた予防の方法を確認しておくことにしよう。近代の国民国家は、国境を越えて移動する人々とともに拡大するグローバルな感染症を監視・管理するシステムを備えている。つまり、国境を通過する人々に対して検疫を行い、国内の住民に対してその健康状態を監視し、そうして発見された感染者の行動を制限する（すなわち、感染源とならないようにする）目的で病院という収容施設に隔離するという方法を実践してきた。この検疫と隔離という手法は、中世ヨーロッパでペストの蔓延を防ぐためにつくられた制度がもとになっているのだが、こんにちでも急性伝染病対策の基本でありつづけている。しかし、こうした手法がある種の疫病の予防に有効だったとしても、すべての疫病をコントロールすることに役立つとはいえない。まず、国境で検疫官が発見することが容易な症状を外見上に示すかどうかという問題がある。また、感染してから症状が出るまでの潜伏期間の長短も影響する。もし、潜伏期間の長い感染症であれば、見かけ上は健康なままに検疫を通過した後に発症することになるからだ。社会的に差別される病気や、診断されることで社会的不利益が生じる病気の場合には、本人が検疫で申告しない場合もあるだろう。そして、インフルエンザのように感染力が強い場合には、隔離することで現実に予防につながるのかどうかは定かではないともされる。

アジア地域で鳥インフルエンザが猛威をふるった二〇〇五年、アメリカ合州国のブッシュ政権は、インフルエンザの疑いのある患者に対しても、国内での検疫を行い、国外からの旅行者に対しては隔離を行うことを、四月一日の大統領令で認めている。だが、『フォーリン・アフェアーズ』の論文のなかで、科学ジャーナリストのローリー・ギャレットは、こうした古典的な検疫と隔離という政策が無意味であることを指摘して、「インフルエンザはあまりに伝染力が強いので、隔離という方法を用いて、インフルエンザの拡大する速度が鈍ったという証拠はほとんどない」と述べている。[10]つまり、グローバリゼーションの時代においては、人々の移動や交通が大量で高速なものとなっているために、感染者が出現した時点で、監視や検疫によって発見して隔離したとしても、すでに遅すぎるのだ。

では、鳥インフルエンザへの社会的対策は、どんな点で、古典的な疫病対策であった検疫や隔離と異なったものになっているのだろうか。またその変容のなかに姿を現しつつあるのは、どのような二一世紀の「政治」なのだろうか。いまだ現れていないリスクとしての「新しい」感染症をいかにして予防するのか、というこの問題を考察する前提として、ごく簡単にではあるが、疫病における「新しさ」とは何か、について考えてみる必要がある。

監視の動物化

ここで紹介した鳥インフルエンザやSARS以外にも、エイズ、狂牛病（BSE）、映画『アウトブレイク』のモデルとなったエボラ出血熱など、一九七〇年代以降に、さまざまな「新しい」感染症の登場が話題となっている（「新興感染症」）[11]。しかし、これらの感染症の病原体は、SFに登場する「アンドロメダ病原体」のように宇宙からやってきた未知の生命体として新しいわけでも、あるいは生物兵器として人工的に発明されて合成された生命という理由で新しいわけでもない。正確には、人間中心主義の見方からすれば「新しい」という意味に過ぎない。こうした感染症の病原体は、すでに環境のなかに存在していたものが多いのである。それらは、人間以外の動物での感染症として存在していたのだが、もともと人間にも感染する能力も持っている（人獣共通感染症）か、突然変異によって人間での感染症となったものなのである。

とりわけ、新しい感染症が一九七〇年代以降に目立つようになったのは、近代化や開発に伴って人間の居住圏が拡大したことで、これまで未知だった動物の感染症に接触する機会が増大したことと関連しているかもしれない。また、戦争や経済活動に伴う人間の移動の増大は、いったん発生した感染症をグローバルに拡大させることにつながる。それらは、動物由来であるために、人間にとっては新しい病気となり、これまでの免疫では対応できず感染が拡大しやすい場合があると考えられている。

新型インフルエンザが、鳥インフルエンザから突然変異で発生する可能性が高いことはすでに述べた。また、SARSの原因となったコロナ・ウィルスは、中国で食用に供される野生動物（ハクビシンやキクガシラコウモリ）から人に感染したと考えられている。エイズのウィルス（HIV）は、アフリカ中部のサルやチンパンジーの免疫不全ウィルスが起源で、狩猟などによって人間に感染するようになったのではないかと推定されている。狂牛病（BSE）が人間と牛に共通する感染症であることはよく知られているとおりだろう。スーダンとザイールで一九七六年に突然発生して、死亡率が九〇％以上ともいわれたエボラ出血熱は、人間だけではなく、サルの大量死も引き起こしている。そのほかにも、新しい感染症とはいえないが、ペストは、ネズミなどのげっ歯類の感染症であったが、ノミなどに媒介されて人間に感染して拡大したと考えられている。最近の研究では、こうした人間と動物に共通した感染症はかなり多いということがわかり始めた。これまでに知られている人間の感染症には一四〇〇余りあるが、そのうちの六〇％が種の壁を越えて動物にも感染を引き起こす能力を持っているという[12]。感染症を考える視点において、人間中心主義ではなく、エコロジー的な考え方が必要とされているわけだ。

検疫と隔離を用いた古典的な疫病対策においては、人間の感染者が発生するかどうかが監視の対象となり、国境において、あるいは「一般社会」と感染者を隔離している病院との間において、防疫線——つまり健常者の王国と病者の王国を分かつ象徴的な境界線——が引かれていた。たしかに、「新しい」感染症が出現した場合であっても、それが拡大することを予防するには、この方法で十分だろう。しかし、「新しい」感染症をその出現以前に「予防」するには、感染した人間に対する検疫と隔離を行うだけでは不可能である。つまり、「新しい」感染症の予防という場合には、人間に対してリスクのある感染症を、いまだに人間の感染症となっていないうちに、動物の感染症の段階で封じ込めるという前倒しされた対策を要請するのである。したがって、公衆衛生的な監視の対象とされるのは、人間の感染者に加えて、さまざまな動物の感染症の消長ということになる。こうした変容は、従来の人間中心主義的な公衆衛生の枠組みをはみ出たものとならざるを得ない。実際に、WHOは、国連食糧農業機関（FAO）や国際獣疫事務局（OIE）と共同で、鳥インフルエンザ対策を行っているのだ。こうした、エコロジー的な公衆衛生の理念を現わしたものが、二〇〇四年のニューヨークのマンハッタンで行われた会議「一つの世界、一つの健康」だ。

西ナイル脳炎、エボラ出血熱、SARS、サル痘、狂牛病、鳥インフルエンザなどの感染爆発によって、人間の健康と動物の健康は密接に関連していることがあらためて確認された。健康と病気について理解を深めるためには、人間と家畜と野生動物の健康をすべて同時に考えるという方向性が必要である。それが「一つの健康」ということだ(13)。

人間での新型インフルエンザの予防のための手段として、鳥類での鳥インフルエンザに対する監視とコントロールが大規模におこなわれていることは、この文脈において「監視の動物化」と呼ぶことができるだろう。鳥インフルエンザを制圧する（そのことによって新型インフルエンザを予防する）ためにニワトリの大量と殺処分を繰り返した香港当局は、現在では、すべてのニワトリにワクチンを接種するとともに、家庭内のペットや野生の水鳥までも可能な限り検査しているという。その上、月に二回は生きた鳥を扱う店を閉鎖して、ケージの徹底した消毒を行っているというのだ。

その意味では、新型インフルエンザに対する防疫線は、国境にあるのでも、病院の周囲にめぐらされているのでもなく、人間と動物の間に引かれている。

興味深いことに、現代社会において、動物への配慮という形での監視の権力が現れているのは、疫病対策の場合だけではない。その一つの例として、「監視の動物化」は、ある種の犯罪予防の戦略にも用いられるようになりつつあることに注目しておこう。たとえば、アメリカ合州国のコロンバイン高校での銃乱射事件（一九九九年）や日本の神戸での連続児童殺傷事件（一九九七年）では、加害者は殺人事件を引き起こす前に動物虐待を行っていたことがマスメディアで報道されて注目された。つまり、動物を虐待することは、生命を尊重しない価値観の現われであって、人間への暴力事件を予告するサインになるというのである。さらには、児童虐待やドメスティック・バイオレンスを防止するには、まず動物虐待をやめさせなければならないという主張まで存在している。つまり、人間を虐待する人々を発見して、監視や収容や教育の対象とするばかりではなく、虐待をする以前に動物虐待の時点で予防しようという考え方がそこにはある。動物を殴った（ストライク）時点で介入することによって、人間への虐待を予防するという意味で、「ファースト・ストライク・キャンペーン」と呼ばれているという(14)。

人間・動物・防疫線

バイオポリティクスのなかに現れたリスクを予防的にコントロールする権力と、動物という主題の間に親和性があることをどう理解すればいいのだろうか。この点については、人間と動物との境界設定を、現代社会における政治哲学の根本問題として論じる哲学者ジョルジョ・アガンベンの議論が参考になるだろう。彼は、西洋社会における人間性とは、確固とした存在というよりも一つの生成であって、絶えず自らを動物性から引き離すというプロセスによって成立するのだと主張する。彼はこうした絶えず引きなおされ続ける境界設定の線引き問題こそがバイオポリティクスの本質であるとして、次のように述べている。

現代の文化において、あらゆる他の闘争を左右するような決定的な政治闘争こそ、人間の動物性と人間性の間の闘争である。すなわち、西洋の政治学は、その起源からして同時にバイオポリティクスなのである。(15)

(『開かれ　人間と動物』)

人間と動物との境界設定の政治において、防疫線は分離する働きをしているばかりではない。防疫のために分離が必要であるということは、分離された二つがつねに混じり合う傾向を持っているということを示唆している。したがって、防疫線とは境界にあって分離すると同時に結合する両義的な役割を果たしている。鳥インフルエンザの場合を例にとって考えてみよう。新型インフルエンザを予防するための監視の動物化によって構築された防疫線は、動物と人間の境界を分離し、その間で感染症を引き起こすウィルスの交換が生じないようにする分割線として働いている。しかし、それと同時に、防疫線を引くという行為は、人間と動物（鳥類）の分離を固定化させるだけでなく、同じ境界を揺るがせ流動化する身振りでもあり得る。なぜなら、防疫線が必要とされるという事態が意味しているのは、防疫線の両側に分離された鳥類と人間は、同じインフルエンザ・ウィルスに対して脆弱性をもつという性質を共有するということだからだ。究極的には、その共有性は、地球上に生まれ、病に傷つき、あるいは老いて死に逝く存在としての生命を分有していることに由来している。すなわち、「一つの世界、一つの健康」である。そのために、防疫線の向こう側にいる鳥類であっても、インフルエンザなどの感染症を監視してコントロールする方法は、人間での検疫や隔離と似通ったものとなる（ただし、人間の場合、いまのところ感染者が大量処分されるわけではないことを除けば）。

したがって、監視の動物化とは、こうして不分明になった人間と動物の境界線上に、人間のように配慮される動物という形象を生み出す身振りなのだと言い換えることもできるだろう。住居を消毒され、定期的に抗体検査を受け、ワクチン接種によって、健康を保つニワトリたちの擬人的な姿がそこにはある。

だが、人間と動物のあいまいな境界線上に存在し得るのは、人間のように扱われる動物だけではない。もう一つの形象、つまり動物のように扱われる人間もまた、感染症をめぐって同時に生み出されているという点にも注意しておかなくてはならない。サハラ以南のアフリカ、世界各地の難民キャンプ、大都市のスラム地域などでマラリアやコレラ、それどころか栄養失調状態のもとでは単なる下痢のために死んでいく人々、あるいはワクチンで予防できる病気である麻疹や百日咳のために死んでいく子供たち。こうした日常的になってしまった「旧い」感染症は、先端的な科学研究の対象となることも、国際関係論や外交の言説に登場することもほとんどないといってもよい。

監視の動物化とは結局のところ、動物へとまなざしを向けることで、人間と動物の間、人間と非人間の間に置き去られた「余分な人間」をまなざしから排除しようとする技法なのかもしれない。だとすれば、新型インフルエンザに対する最良の対策とはこう尋ねることだ。未来のリスクはさておき、いま人間を苦しめている感染症に対しては何ができるのか？　そして、新型インフルエンザを忘れること。

第三章　グローバルエイズの政治経済学

医薬品アクセス問題

一枚の印象的なグラフがある（**図1**）。国連合同エイズ計画（UNAIDS）と世界保健機関（WHO）が二〇〇二年に作成した資料の一つであり、アフリカのウガンダでのエイズ治療薬価格の推移を示している。[1]一年間に一人のエイズ患者を対象として当時の標準的な治療（三種類の医薬品を使う抗エイズ薬の「カクテル療法[2]」）を行った場合に必要な医薬品価格を縦軸の目盛りとして、その時間的変動を一九九八年から二〇〇一年までの約三年間にわたって図示しているものだ。一九九八年には一二〇〇〇ドルだった価格が急落して、二〇〇一年にはおよそ三五〇ドルとなっている。

年間で三五〇ドルつまり一日約一ドルのエイズ治療薬であれば、サハラ以南のアフリカ（サブサハラ）のように経済的に貧しい国々にあっても、購入することは不可能ではない。抗エイズ薬の価格低下によって、治療へのアクセスが可能となったということは、世界のエイズ危機（グローバルエイズ）という課題に取り組む人々にわずかではあるが希望をもたらしている。一枚の紙切れに描

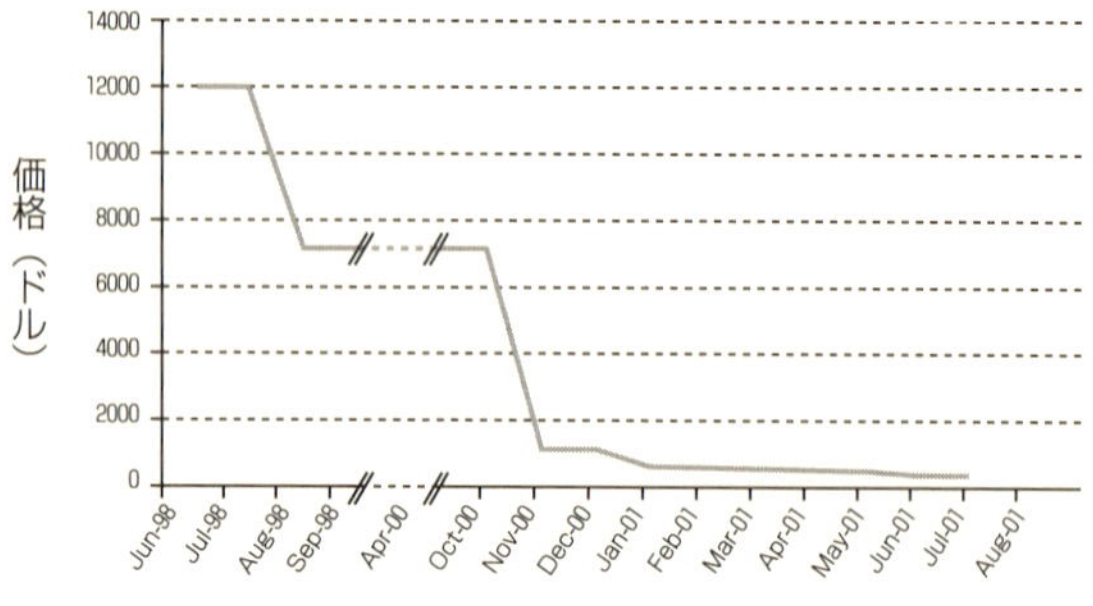

図1

かれた右肩下がりの折れ線の行く末には、世界中での数千万人のＨＩＶ感染者の生命が賭けられているのだ。

　このグラフに示された抗エイズ薬の価格の劇的な変化はどうやって生じたのだろうか。この数年間のあいだに医薬品工業の分野での大量生産方法の画期的な技術革新があったというわけではない。生産力や科学技術の変化によってではなく、エイズ患者やＨＩＶ感染者自身とその支援者たちによる巨大なトランスナショナル[3]製薬企業（ビッグファーマ）を相手とした粘り強い政治的交渉によって、こうした劇的な医薬品価格の変化が引き起こされたのだ。本章は、この一枚のグラフから出発して、そこに流れ込んでいる社会的・政治的・経済的・文化的な力をたどろうとする試みである。エイズという一つの病気とその医薬品アクセス問題を検討するなかで、われわれは、さまざまな学問領域を横断し、国際貿易と世界貿易機関（WTO: World Trade Organization）、アメリカ合州国での知的所有権の保護政策と技術革新、世界中に広がるゲイの社会運動のネットワークとオルターグローバリゼーション運動などの国民国家の国境を越える諸問題の絡まり合いを読み解いていく[4]。

グローバルエイズの現状

治療法と関連して、簡単にエイズという病気とHIV感染の関わりについて説明しておこう。まず、「エイズ」という名称はAIDSすなわち後天性免疫不全症候群（Acquired Immunodeficiency Syndrome）の略称である。そして、HIVとは、ヒト免疫不全ウィルス（Human Immunodeficiency Virus）の略称である。ただし、エイズの原因となる病原体はHIVなのだが、HIV感染とエイズとは異なった状態として理解しなければならないので少し複雑である。その理由は、HIV感染とは人間の身体内のウィルスの有無を表現している言葉であって、エイズは免疫不全という（臨床的な）病気の有無を表現している言葉だからだ。いいかえれば、HIVに感染した状態であっても、初期段階であれば、エイズという病気であるとは限らない。そのため、患者数の推計などの目的では、氷山の一角に過ぎないエイズ患者数だけではなく、全体像を表すHIV感染者数が用いられることが多い。

では、エイズという病気（症候群）の症状にはどのようなものがあるのだろうか。通常、健康人の身体には免疫系があり、外界からの細菌やウィルスやカビの侵入を防いでいる。この防御の働きをもつ免疫系の中心となっているのが血液中にある白血球である。そのなかでもCD4というタイプの白血球をターゲットとして破壊するのがHIVだ。もしHIV感染者が何の治療を受けない場合には、ほぼ確実に八年から一〇年でエイズという病気の症状を発症するとされている。HIVそのものも脳などに侵入することによって認知症を引き起こす。だが、むしろエイズの際に臨床的に問題となるのは、免疫系の機能低下による感染症（日和見感染）である。免疫系が健康な人々であれば、決して感染しないような、病原性の弱い病原体に身体をむしばまれるのだ。なかでも有名なのは、エイズ患者以外では珍しい病気であるカリニ肺炎とカポジ肉腫であるが、最近では結核も問題になっている。

二〇〇五年末でのUNAIDSの推計(5)によれば、全世界でのHIV感染者はおよそ四〇〇〇万人であり、年間に三〇〇万人が死亡し、その一方で五〇〇万人が新たに感染している。また、HIV感染者のうち半数以上の二六〇〇万人はサブサハラ（サハラ砂漠以南のアフリカ）に集中している。

一九八一年、最初にアメリカ合州国で公式発見された際には、エイズはほぼ成人の男性「同性愛」者（ゲイ）に限られる不治の病気であるかのように扱われていた。また、日本では血液製剤に混入していたHIVが原因となって血友病者に引き起こされた薬害というイメージが非常に強い。だが、こんにちのグローバルエイズは、人口学的なパターンの面でも、予後という面（後述）でも、そうしたイメージとはかけ離れた病気となっている。

HIV感染者の年齢層や男女比にかんする現状（二〇〇五年末）は次のようなものだ。現在のHIV感染者のうち一八〇〇万人は女性であり、新しくHIVに感染する人々の半数もまた女性である。また、HIVに感染するのは男女の成人ばかりではない。一五歳以下の子どものHIV感染者は二三〇万人であり、一年間に六〇万人が死亡し、七〇万人が新たに感染している。つまり、エイズは、もはや「同性愛」行為を行う男性成人の病気ではなくなっている。

一九九〇年代の半ばに、HIV感染からのエイズ発症やその進行をある程度はコントロールする治療法であるカクテル療法が開発されたこともエイズの状況に大きな変化をひきおこした。最初に挙げたウガンダの例でその価格が問題となった治療薬もこのカクテル療法に使われる医薬品である。一九八〇年代には、エイズは、数年で死亡するしかない「不治」の病気だった。しかし、こんにちでは、HIV感染やエイズは死に直結する病気として扱うよりも、徐々に合併症を引き起こしながら感染者の生活を困難にしていく「慢性病」の一種として扱うべきだといわれている。

さて、感染症をコントロールする対策としては一般的にみて治療と予防があるが、いまのところ完全に体内からHIVを駆逐するという意味での治療法はない。そのために、HIV感染の予防が重視されている。その場合、HIVが血液や精液などの体液を通じて感染するという性質を持っているため、性行為感染症としての対策（たとえばコンドーム使用など）、輸血用血液や血液製剤のコントロール、経静脈的麻薬での汚染された針の共有を防止すること、母子感染の阻止などが予防対策の中心となる。本章ではくわしく論じないが、政治的・文化的・経済的な諸問題のため、これらの予防法を実行するには困難がある。ここでは、予防ではなく、HIV感染とエイズの治療法へのアクセスという点に議論を絞ることにしよう。

「慢性病」としてのHIV感染・エイズという言葉を使った。HIV感染を完全に治療する医薬品はないというのが現状だが、このことは「慢性病」の大半に当てはまる。いわゆる慢性病である高血圧や糖尿病などについても、治療と呼ばれている行為は、血圧や血糖をコントロールして合併症の発症を予防しているに過ぎない。HIVでも（効果の程度や生命への危険という点では異なるものの）、初期であれば自覚症状はほとんどなく、慢性病の場合とほぼ同じ意味で「治療」が行われる。カクテル療法によって、HIV感染からエイズ発症までの期間は延長し、エイズ発症後の疾病の進行はゆるやかとなり、寿命も大幅に延長したとされる。だが、はじめに紹介したように、患者一人に対する医薬品価格だけで年間一万ドル以上に達する医療費は、先進国のなかでも医療保険システムの完備した国々（つまりアメリカ合州国での無保険者を除くことになる）でしか可能ではない金額だった。そのために、カクテル療法が先進国で普及した一九九〇年代の後半でも、貧困な第三世界の国々では、治療が存在しないままに予防だけが対策の中心という状態に取り残された。

このグローバルエイズへの対策の分断、つまり先進国での治療（と予防）に対して貧困国での予防（と治療の不在）という二重基準に対して批判が集中したのが、二〇〇〇年前後のことだった。そして、エイズ治療薬価格が急角度に下がっていくことで、すべてのHIV感染者・エイズ患者に治療へのアクセスを、という合い言葉が現実性を帯び始めたのだ。この状況を象徴的に示す例として、マスメディアでもよく取り上げられた南アフリカ共和国でのエイズ治療薬の価格をめぐる裁判(6)をみることにしよう。

南アフリカ共和国政府対ビッグファーマ

「白人」だけを優遇し、「黒人」に対して過酷だった人種隔離政策（アパルトヘイト）で各国政府などから批判を浴びていた南アフリカ共和国では、一九九四年の全住民が参加した総選挙で、アパルトヘイト批判を続けていたアフリカ民族会議（ANC）が勝利した。その結果、ANC議長で、一九九三年度のノーベル平和賞受賞でも知られるネルソン・マンデラが大統領に就任した。一九九六年には、南アフリカ共和国は、新憲法を採択して、新しい民主的国家としてのスタートを切った。

だが、その一方で、エイズの蔓延するサブサハラのなかでもHIV感染率がもっとも高い国であるというのが現状である。一九九〇年には成人での有病率は五％程度であったのが急上昇し、一九九九年以降の現在に至るまで二〇％台が持続している[7]。

この国家的な健康危機のなかの一九九七年末、マンデラ政権は、ブランド医薬品よりも安価なジェネリック医薬品の使用を奨励して、輸入医薬品の価格を低下させるために、「医薬品および関連物質の管理法」を改正した。具体的には、この法改正は、エイズ治療薬も含めて、政府の権限によって医薬品の並行輸入や医薬品生産の特許の強制許諾権を認める内容のものであった。

ここで、ジェネリック医薬品、並行輸入、特許の強制許諾権というグローバルエイズをめぐる医薬品産業政策の三つのキーワードがでてきた。簡単にその内容を紹介しておくことにしよう。ジェネリック医薬品とは、特許によって保護された排他的市販権の期限が切れた医薬品を、もとのブランド名とは異なった商品名で、別の製薬企業が製造販売するものを指している。オリジナルの医薬品に対してコピー医薬品などとも呼ばれることもある。医薬品の種類にもよるが、ブランド医薬品とまったく同じ化学物質がだいたい二〇％以下の値段で販売されるというアメリカ合州国での比較調査もある（日本や多くのヨーロッパ諸国では薬価規制があるため、そこまでの価格格差はない[8]）。最初にあげたエイズ治療薬カクテルの例の場合であれば、その価格格差は数十分の一にまで達している。日本でもジェネリック医薬品の使用が奨励され始めたから、言葉そのものはご存じの方が多いだろう。

特許の強制許諾権とは、特許権の所有者の許諾を得ないで、国家が（適切な特許権料を設定した上で）第三者に特許を実施する権利を与えることを指している。この文脈のなかでは、高価格のブランド医薬品を輸入するのではなく、国家が特許の実施権を国内製薬企業に与えてジェネリック医薬品のかたちでの国内生産を奨励することで低価格化するという趣旨だ。

そして、並行輸入とは、ある国家内では特許で保護されている製品を第三者が他国から輸入することを指している。南アフリカ共和国の場合でいえば、欧米での特許で保護された高価格のブランド医薬品を欧米から輸入するのではなく、インドやブラジルなど（特許制度の違いのために医薬品が低価格で製造販売できた国々）から低価格のジェネリック医薬品を輸入することにあたるだろう。これは、国内での医薬品生産の工業能力がそれほど高くない国々の場合に行われる手法だ。

つまり、この法改正は、ＨＩＶ感染やエイズに対する医薬品を安価で入手するための国家による健康政策だった。しかし、こうしたマンデラ政権の動きに対して、アメリカ合州国のクリントン政権は法律の改正前の一九九七年六月からアメリカ産業界の利益を守るためにさまざまな政治的圧力をかけることで対応していた(9)。

そうしたなか、一九九八年には、南アフリカ共和国内で、南アフリカ製薬業協会に所属する四一（後に三九）の製薬企業が合同して、政府を憲法違反として地裁に提訴し、「医薬品および関連物質の管理法」の改正を差し止めるという事態が生じた。製薬企業側の訴えの内容は、その法改正が、製薬企業の知的所有権を侵害し、もともとの特許権法に反する内容の法的権限（特許の強制許諾権など）を政府に認める点で違憲であり、国内法に優越する国際条約である世界貿易機関（ＷＴＯ）の協定で認められている特許権保護の規定に違反している、というものだった。原告である南アフリカ製薬業協会は欧米に本社のあるトランスナショナル製薬企業の子会社が多かったため、外資対南アフリカ政府の闘いの様相を帯びてグローバリゼーションの時代を象徴する裁判となった。

しかし、この提訴によって強化されるかに見えた知的所有権の保護へ向かう流れは、二〇〇一年四月一九日、プレトリア高裁で逆転した。グローバルエイズの問題に関心を持つ世界中の人々が注視するなかで、原告である製薬企業は南アフリカ政府に対する提訴を取り下げたのである。この告訴取り下げの直接の原因とされているのは、三月に裁判所が、原告に対して、医薬品の販売価格設定を含む業務方針を公開するように命じたことだったとされる。また、その直前の二月には、インドの製薬企業であるシプラ社が、欧米の製薬企業のブランド医薬品では一人あたり年間一万ドル以上のカクテル療法の医薬品を三五〇ドル（一日あたり一ドル程度）で提供可能であると発表していたことも大きな影響を与えた。

トランスナショナル製薬企業の子会社による南アフリカ共和国政府を相手取った提訴とその取り下げという劇的な展開こそが、最初に示したウガンダでの医薬品価格の急落を引き起こしたきっかけとなったことはいうまでもない。だが、この事件は、裁判所での法律論争のなかだけで起きた室内劇ではない。ここでごく簡単に紹介した経過からもわかるように、むしろ法廷外での（ときには南アフリカ国外での）できごとや社会運動が大きな影響を及ぼしている。インド製薬企業の台頭という背景があるにせよ、欧米とそれを追撃するインドとの間の医薬品市場のシェアをめぐる値下げ競争というだけで理解するのもまた浅薄に過ぎるだろう。

そうした法律論争や価格競争を可能とした動因の一つは、一九九〇年代後半からグローバルな政治のなかに登場してきた社会運動、つまりアメリカ政府やＷＴＯのあり方を批判するオルターグローバリゼーション運動、グローバルな人道主義的ＮＧＯ（非政府組織）、エイズアクティヴィストの運動などの国際的な連帯の流れのなかにあったのではないだろうか。グローバルエイズの医薬品アクセス問題を、こんどはアメリカ合州国を中心としたエイズアクティヴィズムの視点から眺めてみることにしよう。

エイズアクティヴィズムのグローバリゼーション

エイズの初期での感染のパターンは人口のなかでもゲイ男性に偏っていた[10]。そのことから、アメリカ合州国での初期のエイズアクティヴィズムの主要な担い手もまたゲイ男性となった。したがって、エイズをめぐる社会運動は、一九六〇年代から盛り上がりをみせた性的マイノリティ（少数派）のアイデンティティをめぐる政治、すなわちゲイに対する社会的・文化的差別に対抗する運動と密接に関わったものとなった。つまり、従来の労働組合活動など（階級的な基盤をもつ社会運動）とは異なり、社会の経済的構造よりも、文化的な価値観や個人のライフスタイルに重きを置く社会運動の一翼を担うと見なされてきた。そのことは、たとえばエイズのメモリアルキルト（ネームズ・プロジェクト）のように、伝統的なパッチワークであるキルトを使ってエイズによる死者を追悼する営みが、エイズアクティヴィズムの一つとして認められている点にも表れている[11]。メモリアルキルトとは、抗議や政治的主張である以上に哀悼を公的に表現する文化的場となっている。

しかし、同時に、エイズアクティヴィズムは当初から、公的医療保険制度が整備されていないアメリカ合州国においては、エイズ治療へのアクセスを経済的にも保証することを政府や製薬企業に要求する運動という面を持っていた。治療にアクセスする権利とは、一九九〇年代以降にアメリカ合州国国内はもちろんグローバルにも増大した貧富の格差に対する抵抗を組織化する鍵となっていった。そのとき、医薬品の価格という経済的問題は、すなわちＨＩＶ感染者の生きる権利に関わる生政治的問題と一致することになる。

自らの性（セクシュアリティ）をライフスタイルとしてアメリカ社会に承認させようとしたゲイの運動が、いかにして南アフリカ共和国のエイズ患者たちと出会ったのかという歴史は、一九九〇年代以降に加速した国際貿易の増大やファストフード産業の世界的な展開といった意味でのグローバリゼーションとは違う、もう一つのグローバリゼーションの物語となっている。

一九八一年の公式発見以来、ゲイ男性の「奇病」として広がっていたエイズは、治療法もなく死に至る病として恐れられていた。最初のエイズ治療薬（抗ＨＩＶ薬）として有望視されたＡＺＴ（アジドチミジン）[12]のアメリカ食品医薬品局（ＦＤＡ）による治療試験が開始されたのは一九八五年である。[13]新薬候補の効能をテストするためにエイズ患者を対象として始められた第一相試験と第二相試験[14]では、すでにその延命効果は明らかなものとなった。とくに、ＡＺＴと偽薬（プラシーボ）を誰にもわからないようにして割り付ける二重目隠し法で患者三〇〇人を対象として行われた第二相試験では数カ月目の段階で、ＡＺＴ投与を受けたグループのうちの死者は一名、これに対して偽薬を投与されたグループでの死者は一六名に達し、偽薬を使うことは倫理的に許されないという異例の理由から一九八六年九月に臨床実験は予定よりも早期に終了された（承認されていない臨床試験用の薬品という状態のまま、治療用に使用することが認められた)。だが、新薬として認可される前に、次に待ち受けているのは、多数の患者を対象として二重目隠し法で行われる第三相試験であり、その治療効果の完全な評価にはさらに数年が必要と考えられていた。

一方、実験段階である臨床試験中は無料提供されていたAZTの市販価格に関して、その抗ウィルス薬としての特許権を保持していたバロウズ・ウェルカム社(当時)は、将来に新薬として販売される際には、一人一年あたりの医薬品価格に換算しておよそ一三〇〇〇ドルと発表した。

ゲイの劇作家ラリー・クレイマーの呼びかけに応じてニューヨークでエイズアクティヴィズムを掲げて、非暴力で直接行動の運動体として一九八七年に組織されたアクトアップ(ACT UP: AIDS coalition to unleash power)の最初の大規模な街頭行動は、こうした状況への抗議つまりAZT認可の促進と購入可能な価格での提供を要求するデモだった[15]。三月二四日早朝ニューヨークのトリニティ教会前で集合したデモ参加者は「〝平常通り営業〟はもうたくさんだ」との合い言葉で行進し、ウォール街を占拠して、金融取引を中断に追い込んだ。HIV感染者とエイズ患者たち自身という当事者の主張を前にして、FDAは直後に第三相試験を中止して臨床試験開始から二年間の異例の早さでAZTを認可している。

非暴力の直接行動とマスメディアを意識した派手なパフォーマンスを運動戦略とし、一九六〇年代のアフリカ系アメリカ人による公民権運動を一つの模範としていたアメリカのエイズアクティヴィズムの特徴は、初期の「沈黙は死」というスローガンに集約されていると言ってもよい。このメッセージを黒字にピンク色の三角形に重ねた印象的なポスターは、アクトアップを象徴する一枚となった（図2）。ちなみに、ピンク色の三角形はナチスドイツの時代に、強制収容所で殺されたゲイの衣服に付けられたマークである。つまり、そのポスターの中で、ゲイを主力とするエイズアクティヴィストたちは、ナチスドイツの時代に虐殺された性的マイノリティと、ネオリベラリズムを主導するレーガン政権のもとで保守的なキリスト教道徳に反する存在として死へとうち捨てられるエイズ患者の姿とを重ね合わせたのだ。

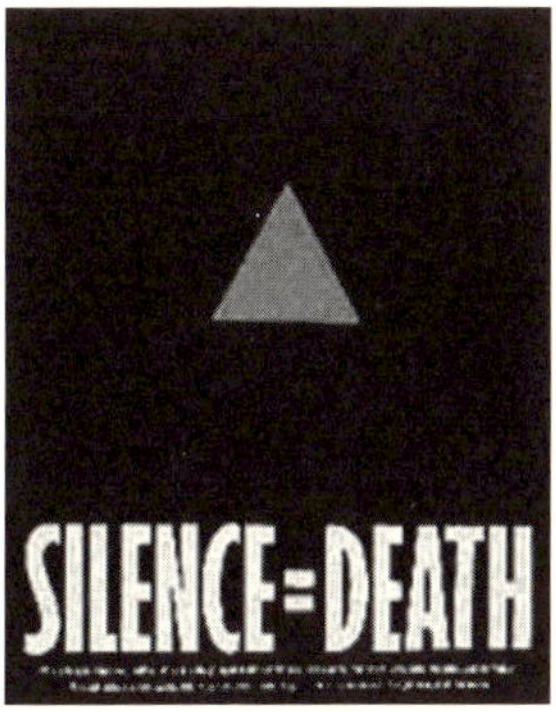

図2

主として国内でのゲイの運動体から、グローバルな運動体へと変貌していく大きな転機は一九九六年に訪れた[16]。当時は、AZTに続いて、作用メカニズムの異なった複数の抗HIV薬が開発され、それらを組み合わせたカクテル治療法の臨床試験が行われ、エイズ治療への希望が高まっていた時期であった。そうした状況のもと、カナダのバンクーバーで行われた第一一回国際エイズ会議では、新しい治療の開発という医学的進歩だけではグローバルエイズを解決することは不可能ではないかという問題提起が、会議に参加したエイズアクティヴィストから行われた（国際エイズ会議は医学の学術集会ではあるが、一九八九年のモントリオールでの会議から、当事者であるHIV感染者やエイズ患者が世界各地から参加する場ともなっている）。その国際エイズ会議に参加したアクトアップを中心とするエイズアクティヴィストのスローガンは、「どん欲は死　すべての人々に治療へのアクセスを」だった。

こうして、先進国のゲイの社会運動として始まったエイズアクティヴィズムは、アメリカ合州国でのエイズ治療へのアクセスという問題と同時に、一九九〇年代のグローバリゼーションの進行とともに拡大するグローバルな貧富の格差という課題に取り組み始めた。一九八〇年代後半に、IMF（国際通貨基金）と世界銀行が融資と引き替えに第三世界での貧困な債務国に対して強制した「構造調整計画」の政策パッケージには政府の財政再建が含まれていた。この財政赤字削減のために行われた公的医療サービスの低下が貧困国でのエイズの蔓延を促進した面があるとされている[17]。

このようなグローバリゼーションがもたらす「痛み」が明らかになるにつれて、世界のさまざまな地域から、トランスナショナルな大企業を中心としたグローバリゼーションのあり方に対する異議申し立てが同時多発的に出現し始めた。そうした運動が連合しつつ、一つの大きな力として国際舞台に登場したのが一九九九年シアトルでのできごとである[18]。一一月から一二月に開催されるはずだったWTOの第三回閣僚会議が、オルターグローバリゼーション運動、アナーキスト、人道主義的NGO（非政府組織）、エイズアクティヴィストなどの幅広い立場の数万人の計画的な抗議行動によって中止に追い込まれたのだ。そのなかで、グローバリゼーションの負の側面を象徴する例として、エイズ治療薬の価格の問題もまた大きな注目を世界的に集めた。その翌年四月にワシントンDCで行われたIMFと世界銀行の閣僚会議もまた数万人の抗議行動とデモで迎えられた。

また、同じ二〇〇〇年七月に南アフリカのダーバンで開催された第一三回国際エイズ会議にあわせて、南アフリカ国内では、エイズ治療薬の価格引き下げや南アフリカ政府に対する提訴の取り下げを求めるデモが行われた。また、同時期には、アクトアップなどのアメリカのエイズアクティヴィストはトランスナショナル製薬企業のアメリカ合州国本社をターゲットとする抗議行動を行っている。人道主義的NGOとして知られる「国境なき医師団（MSF）」（一九九九年にノーベル平和賞を受賞）が集めた「提訴取り下げ」請願に賛同する署名は世界各地から寄せられ、二〇〇一年には数十万人に達していた。

一方、南アフリカでの裁判でも二〇〇一年二月、「アミカス・キュリィ（法廷助言者）」として、治療行動キャンペーン（TAC）のザキ・アハマットがHIV感染者として意見を述べて、国際的反響を呼んだ。アミカス・キュリィとは、社会的・政治的・経済的な影響の大きい事件において当事者ではないが利害関係のある第三者が裁判所に報告（アミカス・ブリーフ）を提出する制度を指している。南アフリカの場合でも、裁判の法的な意味での当事者（原告と被告）は南アフリカ政府と製薬企業グループではあるが、もっとも影響を受ける本当の意味での「当事者」とはHIV感染者やエイズ患者であることはいうまでもない。こうして、選挙を通じた意思表明という代議制民主主義とは異なった形で直接の当事者が発言し、あるいは国境を越えたネットワークを通じて政治に影響を与える新しい民主主義のスタイルもまた、グローバリゼーションの帰結の一つだろう。

さて、二〇〇一年四月の南アフリカ共和国での提訴取り下げの後、ニューヨーク国連本部では特定の疾病を対象としては初めてという国連エイズ総会が七月に開催された。数多くの人道主義的NGOも参加していた総会では、エイズ医薬品アクセス問題においてジェネリック医薬品に関する議論が中心となり、コミットメント宣言が採択された。そして、「エイズ・マラリア・結核と戦う世界基金（GFATM）」が設立されたのである。一一月には、国連と並ぶあるいはそれ以上に強力な力をもつグローバルな機関であるWTOでも重要な政策変更が起きた。カタールのドーハで行われたWTOの第四回閣僚会議では、エイズ治療薬をめぐる知的所有権の保護と公衆衛生の関連が重要な議題とされ、「TRIPS協定と公衆衛生に関する宣言」が採択されたのである。[19] このドーハ宣言をどう評価すべきかについては後で論じるが、ここでは一九九九年からの数年で、グローバリゼーションをめぐる社会運動およびグローバルエイズの問題に関して、大きな変化が起きたことを確認しておこう。

さて、エイズ治療薬へのアクセスをめぐる歴史をたどるなかで、たびたび世界貿易機関（WTO）が登場していることにお気づきだろう。だが、どういう理由で国連ではなく、WTOがこれほどまでに大きい国際的な影響力を持つようになったのだろうか。また、なぜ関税を撤廃して国際的な自由貿易を促進するための機関であるWTOとエイズ治療薬の価格が関連しているのだろうか。その鍵は、WTO設立の国際条約の一部、TRIPSと略される「知的所有権の貿易関連側面に関する協定（Agreement on Trade-related aspects of Intellectual Property）」にあるのだが、その背景を理解するためには、グローバルエイズの医薬品アクセス問題を、国際貿易と知的所有権の絡まり合いの二〇世紀史のなかに位置づけなくてはならない。

知的所有権とアメリカの貿易通商政策の結合

国際政治経済学の伝統にそって考える限り、知的所有権と国際貿易とは直接に関係する問題ではなかった。この当たり前の事柄をまずは再確認しておこう。

この二つが密接に関連づけられ始めたのは比較的新しく、一九八〇年代初頭だ。そのきっかけは、一九八二年六月二二日、日立製作所や三菱電機の社員ら六名が、アメリカＩＢＭ社の新型コンピューターに関する機密情報を産業スパイ行為によって違法に入手したとして逮捕された事件だった（日立本社は刑事裁判では司法取引に応じ、民事裁判では和解している）。日米コンピューター開発競争のなかで、ＦＢＩによるおとり捜査での産業スパイ摘発は、政治的背景についてさまざまに憶測を呼んだ。不公正貿易で貿易黒字をため込む日本というイメージが流布された当時のジャパンバッシング（日本叩き）のなかでの一つの事件であることは確かだ。

それから半月あまり経過した一九八二年七月九日、ニューヨークタイムズに「頭のなかからの盗み（Stealing from the Mind）」という刺激的タイトルの一つの意見記事が掲載された。署名はバリー・マックタガート、製薬企業ファイザー・インターナショナル当時の社長だった。日本企業によるＩＢＭ産業スパイ事件から説き起こした彼は、問題は産業スパイだけではなく、発明が「合法的に」アメリカ国外へと持ち出されていることに注目しなければならないと主張する。「国連が、世界知的所有権機関（WIPO: World Intellectual Property Organization）を通じて、ハイテクの発明を未開発国に手渡そうとしている」のであって、従来の特許に関する国際的取り決めであるパリ条約とＷＩＰＯの現状は「アメリカの技術に対する盗み」なのだ。

その記事のなかで、新製品を作るための発明が重要な役割を果たす産業の具体的な例としてあげられているのが、コンピューター、医薬品、テレコミュニケーション機器、化学薬品などである。つまり、「頭のなかからの盗み」とは、ジャパンバッシングという文脈を超えて、当時の知的所有権についての国際的取り決めによってアメリカ産業が一方的に被害を受けているという一部の産業界の認識を表した強い表現だったのである。

医薬品特許権の国際的保護を従来から主張していたファイザー社内でも、第三世界の国々や国際機関の政策を「盗み」と批判する意見を新聞紙上に公表すべきかどうかに議論が分かれたという。だが、結果的には、国内産業界や政治家からの記事に対する反響は好意的で、この記事以降、知的所有権の国際的保護をアメリカ合州国の通商政策の大きな柱として位置づける考え方が徐々に市民権を持ち始めたという。こうして創られた国内世論を背景に、一九八一年に成立したレーガン政権は知的所有権重視の対外政策（プロパテント政策）の方向へと舵を切り始める。[20] その集大成が一九八八年の包括的通商競争法に導入されたスペシャル三〇一条だった。さて、スペシャル三〇一条をめぐるできごとを紹介する前に、ここで本章に必要な範囲で、第二次世界大戦後のグローバルな経済秩序の形成と戦後のアメリカ通商政策の関わりについて簡単にたどることにしよう。[21]

戦後のグローバルな経済秩序は、発展途上国を中心に長期的資金の貸し出しを行う世界銀行、国際為替の安定を目指すIMFおよび、自由貿易体制の拡大を図る関税貿易一般協定（GATT）から成立している。[22] この枠組みは、一九四四年七月、ニューハンプシャーのブレトン・ウッズで、戦後の世界経済秩序のあり方に関して、連合国側の経済官僚らによる会議が開催されたことに由来する。そこでは、自由貿易体制を維持し、経済のブロック化を防止するという方針[23]のもとに、こんにちの世界銀行（当時は国際開発復興銀行）とIMFと国際貿易機関（ITO）という三つの国際機関を設立することが議論された。しかし、ITOに関する協議だけはアメリカ合州国国内からの反発にさらされて不調に終わり、世界銀行とIMFのみが設立されて現在に至っている。一九四七年のジュネーブ協議では、当初はITOの一部に組み込まれる予定であったGATTだけに調印が行われた。[24] この結果、戦後の自由貿易体制は、統一的な国際機関によって調整されるのではなく、GATT加盟国を中心としての二国間あるいは多国間の協議によって、その対象となる品目や分野の枠組みを拡大していくプロセスをとることになった。そして、GATTの方向性を定める上でもっとも重要な役割を果たしたのは、第二次世界大戦の戦火に直接さらされることが少なくしかも豊かで巨大な国内市場をもっていたアメリカ合州国の通商政策だった。

ソ連邦崩壊までのアメリカ合州国の戦後の通商政策は、共産圏に対抗する西側同盟を維持するために巨大なアメリカ市場を同盟諸国との自由貿易に積極的に開放することを容認する大統領および国務省と、国内産業の保護を訴える議会や商務省や農務省の間のせめぎ合いによって規定されていた。[25] つまり、通商政策としてみれば、開放的な多国間貿易システムである自由貿易体制を拡大する傾向と管理保護貿易主義(二国間主義や一方的な貿易制裁を含む)への傾向の相克となる。ITOが設立されなかったことも、結局はこの対立に起因している。

大統領と議会および省庁間での縄張り争いを調停し、首尾一貫した貿易通商政策を構想実行するために、一九六二年通商法のもとでケネディ政権によって新設されたのがSTR(特別通商代表部)だった(一九七九年からはアメリカ通商代表部USTR)。しかし、一九七四年に成立した通商改革法三〇一条をきっかけに、STR/USTRの性格は利害のすりあわせを行う調停者から、国内産業の利害を代表する議会の代理人へと変化していった。

一九七四年通商法では、外国政府の貿易政策が不公正である場合にはSTRに対抗措置を義務付け、また差別的或いは不合理である場合にはSTRの判断で対抗措置発動を行うことができると規定されている。つまり、国際的な多角的「自由貿易（free trade)」の推進よりも、二国間での「公正貿易（fair trade)」に主眼が置かれている。この自由貿易から公正貿易への重心の移動は、国内産業の利害の重視へとつながった。なぜなら、公正かどうかを決定するのは国内世論の動向であり、アメリカ合州国と当該相手国の商慣行や文化が異なっている場合には容易に「不公正貿易」との烙印を押される可能性があったからだ。繊維、鉄鋼、テレビ、自動車などの日米貿易摩擦が次々に問題化するなかで起きたのが、日米間でのコンピューター産業スパイ事件だった。

アメリカ合州国の政策が管理保護貿易主義に傾く一方、国際自由貿易体制の拡大という面でも大きな変化があった。一九八六年にプンタデルエステで協議の始まったGATTウルグアイラウンドは一九九四年のマラケシュ協定の調印を経て、一九九五年のWTOの設立に至った。ここで、ITO設立失敗から半世紀をへて、国際貿易を統合的に扱う国際機関が設立されたのである。しかし、第二次世界大戦直後に、経済ブロック化と戦争を阻止し、自由貿易を守る理想主義のもとに計画されたITOと、一九九一年のソ連邦崩壊に伴う冷戦体制の終結後にアメリカ合州国の主導権のもとでつくられたWTOはその性格が大きく異なっていた。

WTOの大きな特徴の一つは、物品の貿易だけではなく、当時のアメリカ産業界の強い要求に基づいて、新しい二つの議題すなわちサービス貿易および知的所有権の問題もまた貿易問題の一部として交渉の俎上にのせたことだった。とくに、知的所有権の国際的保護については、パリ条約とべルヌ条約を中心とした国際的な枠組みがすでに存在したにもかかわらず、それとは別の貿易関連という文脈でWTOの一部に組み込まれたことで大きな変化がもたらされた。

スペシャル三〇一条からWTOへ――「新しい保護主義」とは何か

『情報封建制』において、知的所有権保護の強化の歴史を検討したP・ドラホスとJ・ブレイスウェイト[26]は、このGATTウルグアイラウンドでのWTO設立に向けての協議が始まる直前の一九八〇年代初頭という決定的な時期にきわめて重要な役割を果たした一人の人物を詳しく紹介している。それは、一九七二から一九九一年まで二〇年あまりファイザー社CEOを勤めたエドムンド・T・プラッツ・Jr（一九二七―二〇〇二）である。抗生物質を中心に製薬企業のなかでも早くから国際展開していたファイザー社は、「頭のなかからの盗み」の意見記事からもわかるように、知的所有権の国際的保護に大きな関心を抱いていた[27]。そのCEOであったプラッツは、公的役職としては、一九七九年には、アメリカ通商代表部（USTR）の貿易交渉諮問委員会（Advisory Committee on Trade Negotiations）のメンバーとなり、一九八一から一九八六年までの六年間、その議長として、アメリカ産業界の意見を集約して政府に伝える役割を担った。

知的所有権がGATTで取り上げられた背景には、プラッツ個人の影響力はもちろんだが、その国際的な保護と強化に利害を持つ業界団体の強力な働きかけがあった。その代表的なものは、印刷、映画、音楽、ソフトウェア、IT産業、コンピューター産業などの連合体である国際知的所有権連盟（IIPA: International Intellectual Property Alliance、一九八四年に結成）と、一三のトランスナショナル企業が一九八六年に作った知的所有権委員会（IPC: Intellectual Property Committee）だった。後者のIPCにはファイザーをはじめとする製薬企業とコンピューター情報企業であるIBMなどが参加しており、GATTウルグアイラウンドで知的所有権問題を貿易関連の議題として取り上げさせることを目標として結成された団体だったという[28]。

だが、知的所有権の問題として国際的にやり玉に挙げられたのは産業的な特許そのものではなく、偽ブランド品（商標の保護）と音楽や映画ソフトの海賊版の横行（著作権の保護）の問題であった。偽ブランド品や海賊版を黙認する「海賊国家」というわかりやすいレッテルは、知的所有権の問題を道徳的な善悪に単純化するのに有効なメディア戦略となった。また、知的所有権をたんに法制度の国際的な違いとしてとらえるのではなく、その経済的な重要性を貿易収支との関連で具体的な数字で表示するという手法も使われた。たとえば、一九八八年のアメリカ国際貿易委員会の報告書では、他国による不公正な知的所有権の侵害によってアメリカは年間四三〇から六一〇億ドルの損害を被っているとまで主張されている[29]。

国際貿易と知的所有権の関連が強く意識され始めるなかの一九八四年、通商法三〇一条のなかで貿易制裁の対象として規定された不公正な貿易慣行の一つに知的所有権を保護する法制度の不備という項目が付け加えられる。一九八五年九月には、USTRは通商法三〇一条の手続きを日本（外国産たばこの規制）、韓国（外国企業の保険市場への参入制限）、ブラジル（コンピューター市場の閉鎖性）に対して開始した。続く一〇月、韓国に対して特許権や著作権の保護が十分でないという理由での三〇一条提訴が行われている。二国間協議の結果、韓国はウルグアイラウンド開幕の直前一九八六年七月に、アメリカ合州国の法制度をモデルとした知的所有権保護立法を行い、アメリカ合州国の医薬品の特許申請だけを優遇することで合意した（米韓取り決め）。知的所有権の国際的保護を二国間の貿易問題と結びつけ、貿易制裁をてことして決着を図る二国間主義は、これ以降WTOが始動する一九九五年まで繰り返されることになる[30]。

一九八八年に成立した「包括的通商競争力法」は、不公正貿易の範囲を拡大して三〇一条を強化したスーパー三〇一条で知られる。くわえて、この法律には、三〇一条を知的所有権の保護にまで拡大したスペシャル三〇一条が含まれ、「知的所有権の適切かつ効果的な保護を拒むか、あるいは知的所有権保護に依存しているアメリカ人への公正で正当な市場アクセスを拒んでいる」国家を認定して制裁対象とすることが規定されていた[31]。一九八九年、ブッシュ政権は日本、ブラジル、インドの三カ国をスーパー三〇一条での不公正貿易国として特定した。一方、一九九一年に初めて発動されたスペシャル三〇一条の優先監視リストにあげられたのは中国、インド、タイだった。

一九八〇年代後半の国際貿易体制が論じられる際には、自動車輸出自主規制以来の日米の貿易摩擦（半導体、牛肉・オレンジの問題）を背景に、日本をターゲットとしたスーパー三〇一条という管理保護貿易主義や二国間主義の登場が語られることが多い。しかし、いかに大きな問題であったにせよ、スーパー三〇一条をめぐる諸問題は結局のところ自由貿易と管理保護貿易という古典的な対立の繰り返しにすぎない。一九九〇年代以降のグローバル情報経済の発展との関わりで回顧的にみれば、より重要だったのはアメリカと韓国、ブラジル、インド、中国、タイなどとの対立に見られたようなスペシャル三〇一条を中心とした知的所有権と国際貿易を結合させる新しい貿易ルールの登場だったのではないだろうか。

　GATTウルグアイラウンドで成立したマラケシュ協定では、WTO設立を定めた本協定に四つの付属書が添付されている[32]。そのうちもっとも重要な付属書1はA、B、Cの三部に分けられており、1Aが「物品の貿易に関する多角的協定」であってもともとの一九四七年以来のGATTに相当する。新しい貿易ルールとして一九九〇年代以降のグローバル情報経済を大きく変えていったのは、1B「サービスの貿易に関する一般協定（GATS）」と1C「知的所有権の貿易関連の側面に関する協定（TRIPS）」なのである。

　こうした歴史的経緯のなかでもう一度「頭のなかからの盗み」という意見記事を見直してみよう。そこに底流する主張が、自由貿易を守るのではなく、他国の慣行を不公正として一方的に非難する公正貿易の主張つまりは管理保護貿易主義であることをみるのはたやすい。だが、このグローバル情報経済の時代の保護主義のもつ新しさにも注意しておこう。「新しい保護主義」は、旧来のように関税障壁を用いてライバルが生産した輸入品を国内市場から閉め出すという方法はとらない点に特徴があるからだ[33]。知的所有権にもとづく国内独占を基盤とし、その特権を国際的ルールとして認めさせることによって、ライバルを世界市場から追放することを目指すという意味では攻撃的な保護主義なのだ。

　国際自由貿易体制を維持するというGATTの目標は、競争的で自己調節的な市場こそが資源のもっとも効率的な配分を可能とするという市場原理の理念に結びついている。一方で、特許は、発明者に対して報酬を与えるために（発明の開示と引き替えに）一定期間の独占を与える制度である。

その意味で、知的所有権の保護強化を求めるＴＲＩＰＳはその根本的な思想性において自由競争にもとづく市場原理には反している、あるいは少なくとも完全に一致するわけではない。ＷＴＯが推し進める経済的グローバリゼーションは、しばしば過度の自由競争や市場原理主義としてだけ批判されることが多いが、それはあまりにも単純化された見方である。

繰り返すが、そもそも、知的所有権の問題は貿易とだけ関わるわけではないし、経済問題としてだけ重要なわけでもない(34)。ＴＲＩＰＳの扱う知的所有権の貿易関連の側面とは、あくまで知的所有権というより大きな問題のごく一部に過ぎない。音楽や文学などの芸術作品の著作権は人類全体の文化の問題であって、貿易に関わるエンターテインメント産業だけがその当事者というわけではない。バイオ特許や遺伝子特許と呼ばれるような分野についても貿易的側面や経済的利害だけではなく、倫理的・社会的な問題を避けて通ることはできない(35)。また、食品や医薬品のように人間の生命という公共の利益に直接関わることについては知的所有権という考え方自体がなじまないという面がある（極端な例でいえば、新しい外科手術法についての特許は認められていない）。一九八八年のＷＩＰＯによる調査では、工業所有権に関するパリ条約加盟国九八カ国のうちで、知的所有権から医薬品を除外する国が四九カ国、動物品種を除外する国が四五カ国、植物品種を除外する国が四四カ国、食品を除外する国が三五カ国、コンピュータープログラムを除外する国が三二カ国、化学薬品を除外する国が二二カ国だったという(36)。こうした状況を考えれば、ＴＲＩＰＳは、それまでの世界では必ずしも標準的とはいえなかった知的所有権制度のあり方を、ＷＴＯ加盟国に強制したことになる。

ＷＴＯが成立した一九九五年以降、加盟国においては、先進国と発展途上国でその実現までの猶予期間に時間差はあるものの、基本的にはTRIPSで定められたルールに従った知的所有権についての国内法整備が義務化された。エイズ医薬品アクセスの問題においても、それまでは国内問題として国民国家が国情に合わせて決定することのできた医薬品の特許の形式（物質特許か製法特許か）がTRIPSによってグローバルに一律化されたことが大きく影響している。次には、インドやブラジルの例を取り上げつつ、WTOと知的所有権の関連をもう少し詳しくたどってみることにしよう。

知的所有権とWTO

知的所有権は、技術的創作物に対する工業所有権（特許、商標、意匠、原産地表示など）と芸術的創作物に対する著作権の二つに大きく分かれる。ここでは、前者の工業所有権のなかでも医薬品産業で重要な役割を果たす特許を中心に扱う。

特許は、新規性、有用性、非自明性（その分野で通常の専門的能力を持っている人がいたとしても思いつかない）という三つの条件を満たした製品や製法やデザインに対して与えられ、発明者に対して報酬をもたらす独占の権利とされている。(37) しかし、特許を個人の権利と見なす考え方はある種の神話というべきものであって、実際の特許という社会制度はもう少し複雑だ。

第一は、二〇世紀以降の産業化のもとでは、特許の対象となる発明のなかでも重要なものはもはや発明家個人によって生み出された新製品や新製法ではないという点だ。それには二つの意味がある。まず、技術開発や研究が個人作業ではなく、研究者チームの共同作業になったために、発明者個人の創造性の範囲がはっきりしなくなりつつあるという意味においてである。もう一つは、工業技術として実効力のある特許を得るためには、特許法の専門家の協力のもとに、中核となる特許の周辺技術も含めて網の目のような特許を取得することが必要となっているということだ。そのため、現代社会での特許の実質的な有効性は、発明家個人の創造性よりも、属している企業や組織の特許戦略や法務能力に依存することになる。

第二に、特許という社会制度には、発明者個人への報酬だけではなく、特定の技術を海外から導入したり、特定の産業を振興したりするための国家政策という側面がある。歴史的に特許の起源は、発明者に対する報酬ではなく、中世のイギリスなどで君主から与えられた独占権や特典にある。英語で特許を意味するpatentという単語自体、排他的な独占権を許可した国王の「開封勅許状（Letters Patent）」に由来している。[38] 当時の英国では、国内での独占権という特権で優遇して海外から特殊な技能を持つ職人（とくに織物職人）を移住させることがしばしば行われた。この場合には、発明と新規技術の輸入が同一視されている。[39] 政策的な特定産業の優遇という意味での特許制度もまた、発明者個人の権利という神話的イメージとは異なる。

新しい発明に対する国際的な保護は、TRIPS以前からも議論の対象となってきた。知的所有権に関わる国際条約は一九世紀末からヨーロッパを中心として制度化が始まっている。ウィーン万国博覧会（一八七三年）を契機として一八八三年に成立したパリ条約は、工業所有権の国際的保護を定めている（万国博覧会で展示された新技術の特許権を国際的に保護する目的）。また、一八八六年には著作権の国際的保護を定めたベルヌ条約が成立している。この二つを統合して管理する組織として一八九三年には知的所有権保護合同国際事務局（BIRPI）が設置された。一九七〇年にはBIRPIを発展させた世界知的所有権機関（WIPO）が設立されて現在に至っている。[40]

知的所有権の国際的交渉では、特許権を多く持つ先進国と特許料を支払う立場になることの多い発展途上国との間での利害対立がしばしば先鋭化し、議論は紛糾した。なかでも、アメリカ合州国を中心とした先進国側と対立していたのは輸入代替工業化を図っていたインドとブラジルだった。そこで議論になったことの一つは、医薬品も含めた化学物質の特許をどのような形式で認めるかという問題であった。化学物質は自然法則に従って合成される物質で、人間の能力だけで発明した技術的発明品とは異なる。こうした観点から、化学物質の具体的製法についての特許は認めるが、化学物質そのものの物質特許を認めない考え方も成立するからだ。この製法特許の考え方に立てば、同じ化学物質を異なった製造工程で作り出した場合には特許による制限を受けないことになる。このことは、その化学物質の製法を最初に特許化した企業にとってみれば、その化学物質の排他的製造権に対する抜け道があるに等しい状況だろう。一方、産業振興という点からは、よりよい製法を開発する競争を通じてより優れた製法が発明されることへの動機付けを高めて産業の経済効率性を向上させるという面もある。工業化でのキャッチアップをめざす多くの国々では、自主技術開発の可能性を認める製法特許を選好する政策がとられた（日本もまた同様に一九七六年までは化学物質の製法特許しか認めていなかった）。

製法特許と産業政策の関連をはっきりと示している例はインドの特許法規の変遷である。[41] イギリスの支配下にあったインドでは一八五六年からすでに特許法が整備されていた。しかし、インド国内での特許の多くは外国籍の私人によるもので、インド国内の企業にその特許を使用することを認めず、インドを輸出市場として確保することを目的としていた。とくに当時は国内での生産能力がなく輸入品であった医薬品は、本国イギリスに比べても高価格で販売されていた。独立後のインド政府は、当時の特許法が産業振興に有害と結論づけ、一九七〇年に特許法を改正した。[42]その改正では、食料、医薬品、化学物質については、物質特許を認めず、製法特許のみを認めると同時に、特許期間も七年に短縮した。加えて、特許を付与されて三年後にその発明を妥当な価格で国民が利用できない場合には政府が特許の強制実施権を持つことを明記していた。こうした特許政策のもとでインドの製薬企業はジェネリック薬の生産と輸出の面で順調に発展した。[43]南アフリカに安価な抗エイズ薬を供給できると申し出たシプラ社もまたそうした企業の一つである。

TRIPSは知的所有権を従来よりも手厚く保護し、医薬品などについて物質特許を必須とし、しかもその特許期間を最低二〇年間と定めている。WTO加盟から一〇年以内の国内法整備を求められていたインドは紆余曲折があったものの二〇〇五年に特許法改正を行った。

さて、WIPOを中心とする従来の制度に比べて、TRIPSが国際社会のなかで強制力を持っている背景には、WTOのもつ独特な紛争処理方式がある。[44]たとえば、WIPOの場合、知的所有権に関する紛争が交渉で解決しなかった場合には国際司法裁判所に付託する。だが、その判決には強制力がなく、実効力はないに等しい。一方、WTOの一部であるTRIPSの場合には、パネルとよばれる処理方式（パネリスト三名と当事国の間で規定に基づいた調整）で不服申し立ては処理され、その判断に当事国が不服な場合には上級委員会に上訴という二審制である。そして、勧告に従わない国家に対しては貿易制裁を発動することが許されている。通商法三〇一条でもわかるように、アメリカ合州国のように巨大な国内市場を持っている国にとって貿易制裁（輸入制限）は政治的交渉の武器となり得る。知的所有権の保護に利害をもつ業界団体が、WIPO、UNCTAD、UNESCOなどの国連を中心とした国際機関ではなく、WTOを制度構築の場としようとしたことには、こうした背景がある。

南アフリカ共和国での裁判と前後して、ブラジルでもTRIPSと特許政策や健康政策が衝突している。すでに紹介したように、WTO以前の一九八七年、ブラジルでの医薬品の特許権保護が不十分であるとして、アメリカ合州国は通商法三〇一条を発動して、特許に関する法律制度の変更を求めていた。[45] こうした圧力の結果、ブラジルは一九九六年には医薬品の物質特許を認める工業所有権法を制定する。

一方、一九八〇年代の後半から、ブラジル保健省は無料の公的医療制度を整備していた。当時は医薬品の製法特許だけを認めていたブラジルでは、国営の医薬品研究センターでジェネリック薬の研究開発を行って、自国内での安価な抗エイズ薬の供給を可能とした（一九九六年にカクテル療法も無料化）。製法特許制度を利用した医薬品の自主生産という手法が、まさにアメリカの三〇一条の標的となった点であった。ブラジルはTRIPSに従って医薬品の物質特許を認めたものの、すでに国内で生産されている医薬品については物質特許の保護を行わなかった。また、政府による特許の強制実施権をも明記して、国家の健康政策や国内産業の振興を知的所有権保護より優先する姿勢をはっきりさせていた。生産技術力と特許の強制実施権を背景として、ブラジル政府は国内生産を行っていない医薬品も含めて、海外の製薬企業に医薬品の安価な提供を一九九六年以降も認めさせていた。南アフリカとブラジルを比較した場合、その価格差はときに二〇倍に達していたという(46)。

公的医療制度の整備と特許制度を結びつけたブラジルの対エイズ戦略は国民の健康状態の改善という面では劇的な成功をおさめ、エイズによる死亡率を半減させている。また、政府発表によれば、エイズ重症化による入院をも減少させた効果によって、医薬品の無料化による負担増を上回る総医療費の節減になったという。こうした戦略はグローバルエイズへの対策の成功例として世界のメディアで取り上げられた。ニューヨークタイムズマガジン(二〇〇一年一月二八日号)では、「世界のエイズ危機をどうやって止めるか。ブラジルを見よ」という記事が掲載され、特許制度の変更やジェネリック薬の開発生産を利用して健康政策を実行したブラジルが次のように賞賛されている。

「ブラジルから学ぶべき教訓とは次のことだ。第三世界においても、エイズのコントロールは可能である。だが、それにはまずパワーを必要とする。エイズ医薬品の価格を低下させて、必要とする人々に行き渡らせることは、将来のいつの日か、何かの国際組織の強力な後押しがあればとか製薬企業が突如として信仰心に目覚めたりすればとかの理由で可能になるかもしれない。しかし、ジェネリック医薬品を製造し購入するという脅しを使えば、いまそれが現実となるのだ。エイズは第三世界の人々を殲滅しつつある。だが、ブラジルのように、競争のパワーという武器を使えば、座して死を待つ必要はない。」

一方、アメリカ合州国は、特許の強制実施権を明文化したブラジルの工業所有権法をTRIPS違反として二〇〇一年二月にWTO提訴した。しかし、南アフリカ共和国での裁判取り下げ(四月）やＷＴＯが推し進めたグローバリゼーションに対する批判の世界的高まりを前に、アメリカはブラジルを相手取ったＷＴＯ提訴を六月には取り下げた。

ゆらぐガヴァナンス

二〇〇一年にカタールのドーハでおこなわれたＷＴＯ閣僚会議の「ＴＲＩＰＳと公衆衛生に関する宣言（ドーハ宣言）」は、このエイズ医薬品アクセス問題をめぐる動向を反映している[47]。そこでは、「ＴＲＩＰＳは加盟国が公衆の健康を保護するための措置をとることを妨げないし、妨げるべきでない」（第四項）また、「各加盟国は何が（引用者注：特許強制実施権を可能とするような）国家緊急事態を構成するかということを決定する権利を有する」（第五項）ということが明記されている。周到なメディア戦略によって世論を動かしてグローバルな成果を勝ち取るというエイズアクティヴィストの運動は、オルターグローバリゼーション運動などと連携して、ＷＴＯとトランスナショナル製薬企業を相手としながらも、一定の成果を収めた[48]。

ここで、ＷＴＯのような国際的組織と国民国家および国境を越えるエイズアクティヴィストを中心とした社会運動との三者のグローバルな絡まり合いを考える上で重要な論点として、ＴＲＩＰＳのなかで特許の強制実施権をどう位置づけるかについての論争を紹介しよう。アメリカ合州国を中心とする先進国側は、ＴＲＩＰＳ三〇条での規定すなわち、ＷＴＯでの事前協議に基づく個別的な判断での強制実施権の容認を主張していた。これに対して、エイズアクティヴィストやエイズ危機に苦しむ国家の側は、ＴＲＩＰＳ三一条での例外条項すなわち「加盟国は第三者の正当な利害を考慮し、特許により与えられる排他的権利について限定的な例外を定めることができる」に依拠して、国家主権の判断として強制実施権を主張していた[49]。この論争は、一見すれば細かなTRIPSの条文解釈のようだが、そこにはグローバリゼーションをどうとらえるかに関するより深い思想的差異を読み取ることができる。

前者の規定での強制実施権はあくまでTRIPS内部の法的手続きの一つだが、後者は、国家主権によって国際条約の「例外」を定めることが可能だと言っているに等しい。国際社会が軍事的強制力をもたない現状では、国家主権が究極的には国際条約に優越するという考え方そのものは、政治学でいうリアリズムと一致している。これは、グローバリゼーションが進行しても、国際社会は強制力のない無政府状態で、軍事力を独占する国民国家の重要性は変わらないという主張とつながる。しかし、ここで注目すべきは、TRIPSの「例外」という解釈を強く主張したのは、国民国家の擁護者ばかりではなく、エイズアクティヴィストたちの社会運動でもあったという点だ。そこで強調されたのは、国民国家の主権のもつ絶対性という古典的原理への復帰ではなくむしろ、私権としての特許権よりも上位の正当性をもったグローバルな公共性の原理を認め、TRIPS条文にもとづいてTRIPSを制限するべきだという思想だったのだ。

グローバリゼーション対国民国家の図式をはみでる複雑な揺らぎがこの論争のなかには示されている。いいかえれば、経済的グローバリゼーションを一方的に推し進める制度と考えられがちなTRIPSのなかにも、その専制を制限する萌芽（「棚の上に置かれたままになり、行使されるのを待つ手段[50]」）が見いだされる。あまりにも楽観的な夢想ということを承知で言おう。十分な政治的意志があれば、グローバルな公共性の名のもとに知的所有権の排他性を制限する手段としてTRIPSを利用することすら可能かもしれない。

エイズアクティヴィストが、二〇〇一年のドーハ閣僚会議のような重要な局面でWTOの譲歩を引き出すことに成功した理由の一つは、あえて単純化した善玉と悪玉の図式を利用したことにある。トランスナショナル製薬企業による私的利益追求のための人命軽視による犠牲者としてエイズ患者を描くメディア戦略は、善悪二元論として受け容れられやすい。だが、WTOをめぐる諸問題もグローバルエイズも、それほど単純な図式で片が付く問題ではない。これまで簡単にたどってきた範囲でも、貧しい国々の政府が自国の公衆衛生において果たした役割は曖昧で、ときには世界銀行とIMFの代理人として国民を苦しめることがあると同時に、ときには国民の健康の擁護者として振る舞うこともあった。また、WTOによる国際自由貿易の擁護と自由競争の推進は、必ずしもTRIPSでの知的所有権を軸とした保護主義や独占と整合性がとれた政策とはいえない。また、アメリカ合州国も、二〇〇一年九月一一日のニューヨークなどでの同時多発テロ事件に引き続いた炭疽菌テロのパニックのなかで抗生物質シプロフロキサシン（炭疽菌に対して有効）の特許に関して、その強制実施権の行使やインドの製薬企業からの並行輸入をもとめるなど、知的所有権保護の一枚岩というわけではない。

また、メディア戦略のなかで作られた（製薬企業のどん欲の）犠牲者としてのエイズ患者というイメージに対抗するように、トランスナショナル製薬企業の側は、新薬開発という技術革新を横取りして正当な対価を払おうとしないフリーライダー（ただ乗り）として、貧しい国々のエイズ患者を描こうとしている。[51] そこに働いているのは、新薬開発によって得られる特許料というインセンティブ（動機付け）が、フリーライダーによって弱体化させられれば、将来の技術革新や新薬開発が損なわれるという論理である。しかし、知的所有権の保護を強化することが技術革新につながるのかどうかは証明された事実というわけではない。知的所有保護による情報の独占は、自由な知的交流を妨げ、研究開発を停滞させる面もある。実際に、医薬品開発においては、大学や研究所での公的資金による研究が重要な役割を果たすという例が数多い。[52] アクトアップの創設に関連して紹介した初めてのエイズ治療薬として知られるAZTの実用化までの歴史はその典型的な例である。

AZTという化学物質自体は一九六四年に、ミシガンがん財団で開発されたが、抗がん剤としては無効であり、その後放置されていた。一九七四年にはドイツの研究者がこの物質が抗ウィルス作用を持つことを発見した。そのため、ヘルペス治療薬候補としてバロウズ・ウェルカム社（当時）が、AZTの特許を取得した。しかし、ヘルペス治療には有効でなく放置されていた。一九八三年にはアメリカ合衆国のNCI（国立がん研究所）が、エイズ治療薬開発の目的で、抗ウィルス作用のある薬物をHIVに対してテストし始めた。そのなかで、一九八五年に、NCIとデューク大学のチームがAZTの抗HIV作用を発見した。その結果を受けて、バロウズ・ウェルカム社は、AZTを抗エイズ薬として用いることとの特許を取得した。その後のAZTの市販価格を巡るアメリカ合州国内での攻防はさきに紹介したとおりである。知的所有権で守られたAZTは高価すぎるというアクトアップの主張が現実味を帯びていたのは、アメリカ国民（とドイツ国民）の支払った税金による研究で医薬品としての効能が発見されたという歴史的経過を背景としている。[53]

もう一点見逃してはならないのは、現在の研究開発投資と将来の医薬品実用化を天秤に賭けるという経済的合理性の議論の背後には、その前提として、現在のエイズ治療法へのアクセスと将来の新薬開発のあいだでの優先度のバランスを決定するのは誰か、というより根本的な政治的な価値問題が隠されていることだ。トランスナショナル製薬企業は、これまでも、そしてこれからも、自分たちだけがその配分を決める権利をもつと考えていた。それは経営陣による意思決定に属することがらであり、経済的収益性を高める限りにおいて株主や投資家に支持されすればそれでよいということである。だが、エイズ危機に巻き込まれているさまざまな行為主体の多くはそんな想定を共有してはいない。経済的決定に政治を再導入することを通じて、その覇権に対して忍耐強く挑戦を続けているのだ。

どこまでが経済的合理性の基準で決定すべきことなのか、そしてどんな人々がその意思決定に関与すべきなのか、という問題がグローバルな水準で問い直されている。その一例が、エイズ医薬品アクセス問題だ。こんにち、グローバルなガヴァナンスとして問われているのは、政治と経済が不可分に絡み合った再交渉と再定義の繰り返しという過程である。それは、何が経済であり、何が政治なのかという境界線をも引き直すことを必要とするという意味では、グローバリゼーションの「政治経済学」の再生であり、それが〈生〉と不可分になっている点では、バイオポリティクスと呼ぶこともできよう。

II 〈生〉のディスクール

第四章 〈生〉のテクノスケープ——ＥＳ細胞をつらぬく権力

人と細胞

一九五一年二月一日、生理でもない時期に出血があること（不正性器出血）を心配したヘンリエッタ・ラックスは、ジョンズ・ホプキンス大学附属病院の婦人科を受診した。アメリカ合州国東部の港町ボルティモアでのできごとである。(1) 彼女は、まだ三一歳だったが、生後六カ月の乳飲み子も含めて五人の子供の母親だったという。内診も含めて一通りの診察が終わると、主治医のハワード・ジョーンズは、小手術を行って、子宮の頸部にできたできもの（腫瘤）の組織の一部を切り取って検査（バイオプシー）をすることが必要だと、彼女に告げた。子宮にできた腫瘤が良性か悪性かを調べるには他に方法がないからだ。

子宮からバイオプシーによって採取された腫瘤の組織のかけらは、固定液につけられて顕微鏡用の標本となり、染色などの加工を経た上で、病理学者によって悪性か良性かの最終的な病理組織診断を下されることになる。その結果をもとにして、主治医は治療方針を決定する。肉眼だけではその性質がよくわからない腫瘤の際に、顕微鏡で細胞の一つひとつを確認して、ガン細胞が含まれているかどうかを判断することは、現在でも日常的に行われている診断法である。そして、ラックスの子宮にできた腫瘤の病理診断の結果は、悪性腫瘍つまり子宮頸部ガンだった。受診して八カ月後に、ラジウムなどを使った放射線治療の効果もなく、彼女はガンの全身転移のために短い生涯を閉じた。

通常の病院の婦人科での診療のプロセスであれば、このシナリオ通りで物語は完結する（もちろん、バイオプシー検査の結果で良性腫瘍だった、あるいは、たとえ悪性腫瘍でも治療に成功したというハッピーエンドも、他の患者の場合ならあり得ただろうが）。

しかし、ラックスの場合、彼女の子宮から切り取られた組織のその後の運命は異なっていた。主治医ジョーンズの同僚だったウォード・コフマン医師を通して、病理診断に使われた残りの組織が、ヒト細胞を試験管で培養する実験をしていた生物学者ジョージ・ゲイの組織培養研究室へと、生きたままに手渡されたからだ。コフマンとゲイは、これまでにも、さまざまな方法で手にいれたヒト細胞を人工的に培養して増殖させる実験を繰り返していたが、ことごとく失敗していた。世界中の研究者も同じように努力したが、どんなに培養条件に工夫を加えても、ヒト細胞は試験管のなかで長く生き延びることはできなかった。実験の相次ぐ失敗に気落ちしていた研究室の面々は、ちょうど昼時に届いたラックスのガン細胞を、ランチが中断されることに文句を言いながらも、それほど期待することなく培養装置の中に入れた(2)。その四日後、研究室は興奮に包まれた。ラックスの子宮ガンから採取されたヒト細胞の培養は成功し、試験管の中で旺盛な増殖能力を示していたからだ。

ラックスの命を奪ったガン細胞は、人工的な環境のなかでも培養することが容易で、増殖し続ける限り不死であって、ガンの研究者であるゲイの視点からみれば、生物学的な実験目的には最適な〈生（生命）〉だったのである。いうまでもなく、放射線治療にも抵抗して全身に転移した子宮ガンのために命を失ったヘンリエッタ・ラックスの立場からみれば、その強靭な増殖力こそが、その細胞をとりわけ「悪性」なガン細胞としている当の性質にほかならなかったのだが。

一九五二年四月、ニューヨークで開かれたアメリカ合州国ガン研究学会で、ゲイらは、ヒトから採取した子宮ガン細胞の長期の培養と増殖に成功したという結果を発表した。(3) その後、この細胞系列は、またたく間に、増殖の容易な標準的ヒト細胞として、世界各地の研究室での生物学的実験に使われるようになったという。そして、ヘンリエッタ・ラックス（Henrietta Lacks）という名前の頭文字を二つずつ組み合わせてヒーラ（HeLa）細胞と呼ばれるようになった。とくに、当時量産されていたポリオ（小児マヒ）ワクチンの効果判定の標準指標に用いられて、その需要は高まった。また、研究者たちの間でやりとりされるにとどまらず、一九五四年には、マイクロバイアル・アソシエート社から商品化されて、実験材料として売り出されている。ただし、こんにちとは違って、その細胞系列の培養方法を最初に確立したゲイらによって、ヒーラ細胞そのものが発明品として知的所有権の対象となることはなかった。ラックスが、子宮ガンによって死亡してから半世紀以上を経た現在でも、生物実験用品カタログのページをめくってみれば、彼女のガン細胞の子孫であるヒーラ細胞はリストに掲載されており、購入することは可能である。

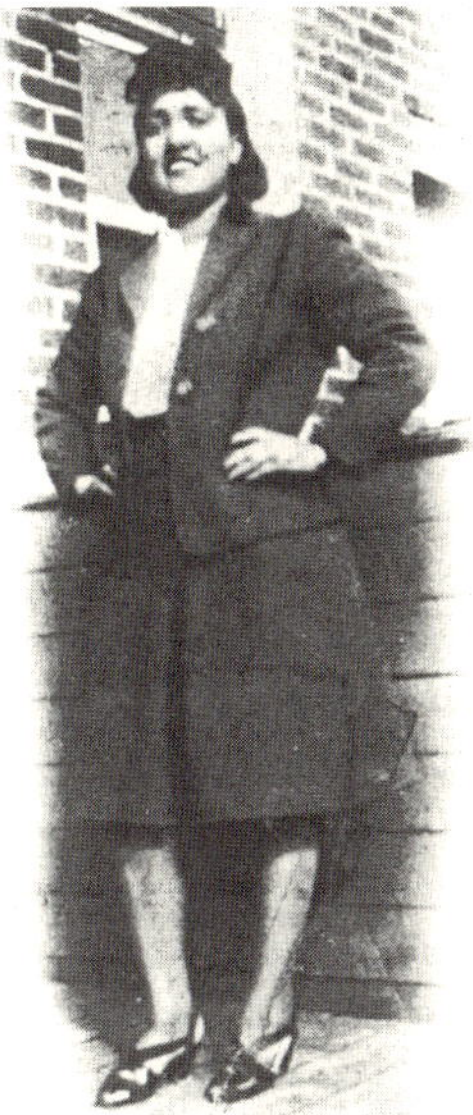

図1　ヘンリエッタ・ラックス（Jones et al., 1971）

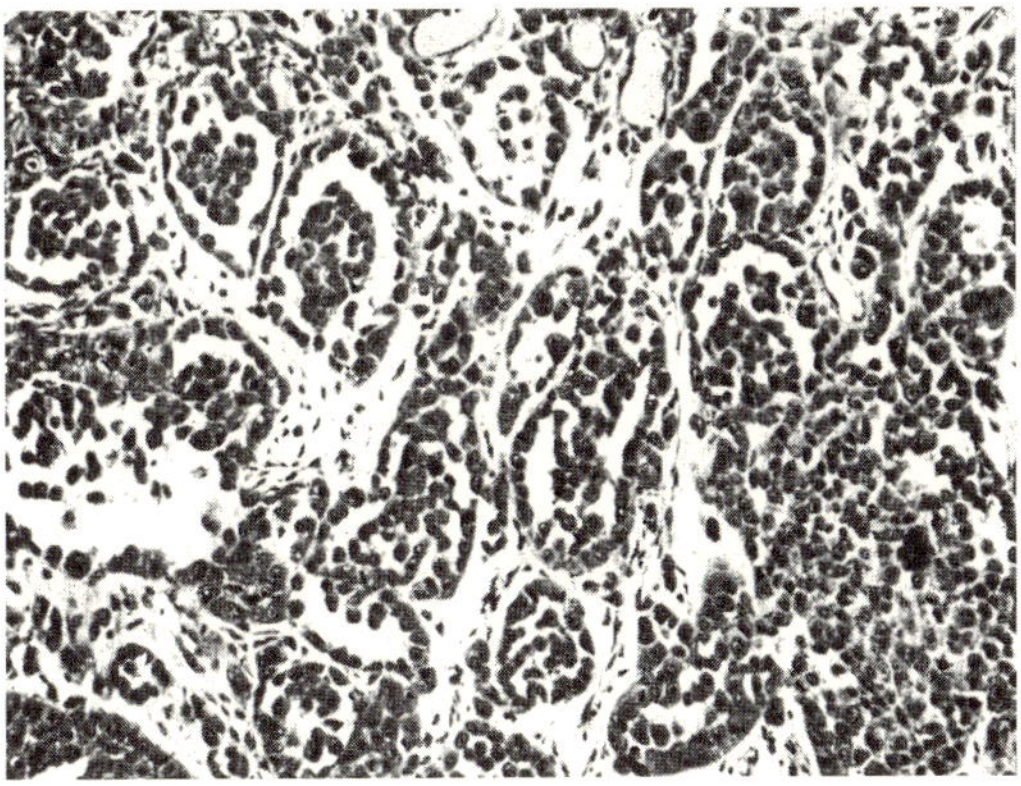

図2　ヒーラ細胞（Jones et al., 1971）

ヒーラ細胞のポリティクス

こうして、ヒト細胞としては最初に継続的に培養して増殖させることができるようになったヒーラ細胞に続いて、何種類かの別の患者から採取されたヒト細胞が実験材料として用いられたり、商品化されて販売されたりし始めた。そのために、当時の研究室では、実験用のヒト細胞としてヒーラ細胞とそれ以外の細胞が、隣り合った試験管の中で培養され増殖させられていた。その結果、ある問題が生じた。それは一つの研究室のなかで、さまざまな種類の細胞を同時に培養しているときに、ヒト細胞同士が誤って混じり合うこと（コンタミネーション）をどう防ぐかという問題である。一つひとつのヒト細胞は、顕微鏡で見たとしても、どれも似た形をしており、いったん混ざってしまえば、互いに識別することは非常に困難だった。そのため、実験器具の洗浄や管理が不十分であれば、いつの間にか、研究者が気づかないうちに、培養するための試験管のなかで細胞同士が混ざり合ってしまったり、ときにはある細胞が別の増殖力の強い細胞にすっかり入れ替わってしまったりすることがあった。

皮肉なことに、一九五〇年代末から六〇年代には、ヒーラ細胞のもっている強い増殖能力は、もはや培養や増殖を容易にする利点とみなされるのではなく、（まるで悪性のガンが体中に転移するかのように）拡がりすぎるという災いのもととみなされた（なお、七〇年代後半に入ると、ヒト細胞を培養する際の実験手技が改善されたために、無制限に増殖を続けるヒーラ細胞の脅威という騒ぎは収束した）。

一九七四年の科学雑誌サイエンスの一つの記事では、米ソのガン研究協力計画によってソ連（当時）から提供されたガン細胞が、実は（おそらくそれ以前にアメリカ合州国からソ連に非公式に持ち込まれていた）ヒーラ細胞と同じものだったというほとんど笑い話のような実例を紹介している[4]。そして、ヒト細胞を培養しているときに発生するヒーラ細胞によるコンタミネーションのことを、次のように表現している。

> ヒーラ細胞ではない細胞を培養している培地に、一滴でも（たとえばピペットの消毒が不十分だったとかいう理由で）ヒーラ細胞が混入すれば、その細胞培地はもうおしまいだ。たいていは気づかないうちに、あっという間に増殖するヒーラ細胞に培地は占拠されてしまうんだ。

自分のやっている実験に失敗した科学者の無邪気な嘆息というべきだろうか。おそらく、それだけではない。ヒーラ細胞の歴史を検討した人類学者のハンナ・ランデッカーは、ヒーラ細胞のイメージをめぐる隠喩性とポリティクスに関して興味深い論点を提出している[5]。

ＤＮＡ鑑定などなかった当時、細胞を識別するテクノロジーとしては、こんにちの血液型鑑定に類似した手法が用いられていた。ヒーラ細胞を他の細胞と区別するための指標として使われたのは、Ｇ６ＰＤという酵素の構造によるタイプ分けだった。ヒーラ細胞は、Ｇ６ＰＤのタイプＡであり、このタイプは黒人にはよくみられるが、白人にみられることは稀であるという。同じ一つの細胞に由来する限りは、Ｇ６ＰＤのタイプは培養や増殖しているうちに変化することはないので、このタイプによって、ヒト細胞を大まかに分類することができたのである。このＧ６ＰＤを利用して、別々に培養していたつもりのヒト細胞が互いに混じり合ってしまったことを証明したスタンリー・ガートラーは、自分の実験について一九六七年の学会で次のように発表している。

G６ＰＤタイプＡは黒人（ニグロ）にみとめられる。……この研究で調べた限りでは、互いに別々であるはずのヒト細胞系列のすべて（引用者註：一九種類）は、G６ＰＤのタイプＡであることが判明した。……これらの細胞系列が、どんな人種的背景から得られたかは知らない。しかし、ご存じのように、少なくとも細胞のうちのいくつかは白人由来のはずだし、最低一つ（ヒーラ細胞）は、黒人（ニグロ）のものだ。(6)

ここでは、ヘンリエッタ・ラックスは、一人の子宮ガン患者ではなく、一人の黒人として指し示されている。この文脈では、ランデッカーが分析しているように、さきに引用した「一滴のヒーラ細胞」がもたらした災難を苦々しく語る記事と、男性奴隷主が奴隷である黒人女性をレイプすることが日常的であった奴隷制時代の悪名高い人種判定方法である「ニグロの血が一滴でも混じった人間はニグロと見なす」というルールとを重ね合わせることは、それほど不当なこととはいえない。

だが、ここで主張したいのは、生物学者たちが使っている「中立的な」科学の言説のなかに、人種差別という政治問題が色濃く影を落としているということではない。政治的な役割をはたす科学的言説は、どんな場合でも「中立」を自称する言説だった。人種差別というイデオロギーはしばしば、社会的支配被支配の関係を、生物学的優劣という「中立的な」生物学的事実から生じた派生物とみなす科学的言説をともなっている。言い換えれば、科学的言説と政治とは対立し合うわけでも、無関係なわけでもなく、つねに絡まり合っている。そうである以上は、個人としての人間の自然的身体から切り離されて、人間の傍らに置かれた「たんなる生命」のひとかけらでさえも、人種差別の権力に貫かれており、ポリティクス（政治学）から逃れることはできない。ただし、あたりまえのことだが、ポリティクスといっても、「たんなる生命」のかけらは、法的主体として自分の権利を守るために自己主張するわけでもないし、選挙という民主主義的意志決定において一票として計上されるわけでもない。ここでのポリティクスとは、こうした国家レベルでの政治とは違った水準で、人種差別なども含めたさまざまな権力諸関係が、人間と細胞とを重層的に規定しているという事態を指している。

こんにちのバイオテクノロジーをめぐる社会的あるいは倫理的な議論に多少とも通じていれば、ごく簡単にスケッチしたこのヒーラ細胞のケースのなかに、現代とも共通するさまざまな問題点が含まれていることに気づくだろう。[7] 診療と実験の区分の曖昧さ、被験者のインフォームドコンセント、人体由来組織のプライバシー権、知的所有権や発明に由来する経済的利益の取り扱い、ある種の遺伝子差別、など現代にも相通じる問題点のリストはいくらでも長くすることができる。[8]

だが、ここでは、ヒーラ細胞をめぐるバイオエシックス的な諸問題を一つひとつに論じることはしない。いま指摘したような諸問題は、ヒーラ細胞において既に出現しており、しかも現代にいたってもまだ解決されていない以上は、重要であることは確かだ。しかし、繰り返すが、もっと注目する必要があるのは、「人間」でも「生きている人間」でもない「たんなる生命」のかけらが、どうやってさまざまな問題含みの存在として、ポリティクスの空間のなかに現れたのかという点だ。この視点から考えるとき、もっとも重要なことは、ヒーラ細胞という培養細胞系列の樹立が、ひろがりつつある人体の資源化の起源の一つとなったという点だろう。人体（とその一部分）が、人間主体という存在から切り離されたまま、長期に（半永久的に）維持されることが可能となったために、これまで疑われることのなかった人間や生命をめぐる定義や境界は流動化し、「たんなる生命」の問題系を現代的なポリティクスの中心へと押し上げつつあるのだ。先取り的に言えば、本章の後半で主題として取り上げるES細胞（Embryonic stem cell: 胚性幹細胞）をめぐる議論は、この意味での〈生〉をめぐるポリティクスの典型例と考えることができる。

ここでは、「たんなる生命」とポリティクスの関係性という問題意識を、アルジュン・アパデュライの用語を借りて、「〈生〉のテクノスケープ」と表現してみよう。[9] スケープという見慣れない接尾語が意味しているのは、現代社会における生命科学やバイオテクノロジーが、世界観やパラダイムとして一つの確固とした構造をもっているわけではなく、際限のないランドスケープ（地景）として、すべての既存の境界を超えてあいまいに拡がり、どこから眺めるかの視点によってその姿を変える流動化した布置となっているという状況である。そのテクノスケープのなかで露呈しつつあるのは、〈人間個人の身体〉と〈生命なるもの（生）〉とのずれなのであり、そこで中心的に問題化されていくのが、〈生〉あるいは「たんなる生命」とは何か、という問いであると言ってもいい。

だが、現代のバイオテクノロジーを考える前に、まずは、ヴァルター・ベンヤミンとミシェル・フーコーという二人の哲学者の議論へと迂回することによって、ここでいうポリティクスの概念をもう少し明確化しておくことにしよう。

ベンヤミンからフーコーへ

生命のトウトサというドグマの起源を探求することは無駄ではなかろう。

（ベンヤミン「暴力批判論[10]」）

「暴力批判論」の発表された一九二一年は、スイスで学位を取得したベンヤミンが、ベルリンに帰ってきた翌年のことである。第一次大戦での敗北と一九一七年のロシア一〇月革命をうけて、ドイツでも革命が勃発したのは一八年、しかし、一九年には鎮圧されて、ワイマール共和国が成立するという社会的混乱と激動の時代だった。その背景のなか、ベンヤミンは、生命尊重を盾にとって暴力革命を批判する人々の思想を、虚偽で下劣な考え方と切り捨てている。その批判の根拠として、彼が主張するのは、次のような議論である。現存在が、もし、意義や価値をもっているのだとすれば、それは「たんなる生命」すなわち、生きている生命そのものという事実によってではない。現存在の価値とは、正義と未来への可能性を含んでいる開かれた場であることに由来しているというのである。

生命尊重という価値観に正義を対置する批判はもっともなものだが、ベンヤミンの議論はそこで終わるわけではない。彼は、「生命のトウトサ」への批判を、ただ正義への要請だけではなく、同時に「地上の生と死と死後の生を貫いて人間のなかに存在する生命[11]」の名においてもまた根拠づけようとしている。この第二の意味での「生命」は、死後の生という表現が使われていることからもわかるように、生きているという状態や「たんなる生命」とは区別される[12]。むしろ、この錯綜した議論を通じて示されるあいまいな二重性のなかで、「生命のトウトサ」という価値観はたんに否定されるのではなく、決定不可能な状態で宙づりにされる[13]。

ここで、ベンヤミンが感じ取っているのは、近代社会での「生命のトウトサ」という価値観をドグマとして批判的にとらえ返す営みにともなうある種の危うさだろう。生命尊重の価値観を、大衆的な自己保身と人間を平準化する平等主義の欲望として軽蔑してみせるという型の近代批判には、危険な政治性がはらまれている。それは、ドイツ革命の敗北とワイマール共和国の短命な平穏の後にドイツを支配したのはナチス政権だったという歴史に関わる。

ナチスのイデオロギーは、人種主義や選民思想が中心だが、合理主義批判や資本制批判のような近代批判へのベクトルもはらまれている。しかも、その近代批判に共感して、ナチスに新しい社会への希望を託そうとした人々が（知識人も含めて）数多く存在していた。そして、「生命のトウトサ」という近代的価値観を批判することは、グロテスクな社会的帰結へとつなげられた。ナチスの人種理論では、普遍的な人間一般の存在する場所はなく、人種によって「トウトサのある生命」と「トウトサのない生命」が画然と分割されている。前者が、世界を支配すべき「アーリア人種」であり、後者が「ユダヤ人」などの「人種的に不適格」として規定された劣等民族であることはいうまでもない。その先にあったのは、絶滅収容所での虐殺だった。

しかし、ここで見逃してはならないことは、「トウトサのない生命」の抹殺が大規模に進められていく事態は、「トウトサのある生命」を可能な限り尊重する社会政策の展開と矛盾なく結びついていた点である。科学史家のロバート・プロクターは、当時としてはきわめて先進的であったナチスドイツの公衆衛生および健康増進政策を詳細に跡づけた研究である『ナチスの対ガン戦争』のなかで、「ナチズムそのものを私はある種の実験、排他的な健康ユートピアを実現するための壮大な実験として扱うことになる」と論じている。[14] ナチス時代とは、反タバコ運動はもちろん、発ガン性のあるアスベスト（石綿）や農薬、食品着色料の規制などが積極的に取り組まれた時代でもあった。たんに戦争と「ユダヤ人」虐殺だけに明け暮れた特殊な過去の時代として過ぎ去ったわけではなく、ナチス時代が現代とも通じ合うような同時代性をもったできごとであり続けているということを、プロクターは鮮やかに示している。

興味深いことに、フーコーはその晩年に近い時期（一九八二年）のヴァーモント大学での講義記録である「自己のテクノロジー」のなかで、生への尊重と死への廃棄とが混在した状況が、ナチス時代のドイツだけではなく、総力戦を経た近代国家の一般的な特徴である可能性を示唆して、「殺されにゆきたまえ、そうすれば、きみに快適な長生きを約束してあげよう」という奇妙なスローガンで表現している。[15]

国外の敵と殺し合い、ときには国内の「不適格者」や「生きる価値のない生命」を処分すると同時に、国内の「トウトサをもつ生命」に対しては健康増進政策や福祉を提供して尊重するという社会システムのあり方は、程度の差はあれ、枢軸側と連合国側のどちらにも共通している。ベンヤミンが「生命のトウトサというドグマ」を論難しながらも、かいまみせるある種のためらいは、この生の尊重と死への廃棄が矛盾なく同居する時代の予兆を反映しているのかもしれない。

生権力のあいまいな対象

フーコーは、生命の尊重と死への廃棄の混在として、第二次大戦という総力戦後の近代国家を描いているのだが、それは、彼のいうところの生権力と生政治（バイオポリティクス）が全面的に展開した社会ということをも意味している(16)。

一七世紀後半以降の西欧での近代社会で行使されている権力のことを、フーコーは生権力と名付けた。奇妙な名前ではあるが、これは、封建社会での君主権力が、従わない者は殺す、という生殺与奪の権力（死の権力）であったことへの対比として作られた造語である。死によって脅迫する権力とは異なり、生権力は、人間の生命に配慮し、人間を有用かつ従順な存在として生きさせようとする権力なのである。人口の増大や国力の発展に留意する近代国家においては、この生権力が支配的になっているというのがフーコーの主張である。また、これを経済や生産という側面からみれば、学校や病院や工場のような社会制度を通じて、人間をそこでの規律＝訓練によって服従させる生権力は、人間を有用な労働力として活用する資本主義システムが存続する前提条件を形作ったとも考えられる。

だが、もし生権力が、個人の身体の内奥までもターゲットにしながら、ソフトに浸透していく権力という意味しかもたないのだとすれば、バイオポリティクス論とは権力の肥大化を嘆きつつ、社会統制を批判する社会理論の一変種に過ぎないものとなってしまう。もちろん、そうであってはならない。内面に向けて行使されるソフトな権力と軍事力に代表されるハードな権力の対比や、強制としての権力が説得を通じて内面化されるという陳腐なストーリーは、生権力という問題設定の可能性の中心ではない。フーコーのバイオポリティクス論の最も大きい達成とは、生権力の対象が〈人間個人の身体〉だけではない、という着想にある。

フーコー自身が、人間という概念を徹底して批判した後に、〈人間個人の身体〉ではない生権力の対象として取り上げているのは、集合的身体あるいは「人口」である。彼によれば、この人口という概念は、歴史的には新しい視角であって、一八世紀の近代国家によって発明された生権力の対象だという。

（生権力の）第二の極は、やや遅れて、一八世紀中葉に形成されたが、種である身体、生物の力学に貫かれ、生物学的プロセスの支えとなる身体というものに中心を据えている。繁殖や誕生、死亡率、健康の水準、寿命、長寿、そしてそれらを変化させるすべての条件がそれだ。それらを引き受けたのは、一連の介入と、調整する管理であり、すなわち人口の生 - 政治学である。

（『性の歴史1』[17]）

しかし、生権力が〈生〉に対する権力である限りにおいて、そして、その〈生〉がテクノスケープのなかで流動化し分散していく状況下では、生権力の対象を、人間個人の身体と集合的身体である人口との二つにだけ限定するという必然性はない。一八世紀において、統計学や公衆衛生学という集団を扱うテクノロジーが人口という〈生〉を創出したのと同じように、現代社会でのバイオテクノロジーの展開が、人間個人の自然的身体の形象とは重なり合わないタイプの別の〈生〉を創出したならば、それに対応するかたちで、生権力が新たに編成されなおすのではないか。

アメリカ合州国における人種的マイノリティ（「ニグロ」）の集合的生、ヘンリエッタ・ラックスという個人の生、そしてヒーラ細胞の生を重層的に貫いているポリティクスを理解するには、フーコーを超えて、バイオポリティクスの理論的地平をさらに押し広げなくてはならない。この拡張されたバイオポリティクスという問題設定にたって、人間個人の身体と〈生〉とのずれが問題となる事例として、ES細胞の研究をめぐるテクノスケープを、生権力の展開する空間として読み解いてみることにしよう。

ES細胞とは何か

ヒトES細胞を用いた研究は、再生医学・医療という臨床応用の可能性のために注目されるバイオテクノロジー分野となっている[18]。まずは、煩雑ではあるが用語の説明を簡単にしておく。辞書的な定義からいえば、ヒトES細胞とは、精子と卵子が結合した受精卵に始まるヒト胚の発生の初期段階で、受精後の数日から一週間たった状態である胚盤胞の一部である内部細胞塊を採取し、それを特定の条件で培養することによって得られる未分化な（つまり、将来身体のどの部分になるかが定まっていない）細胞の系列のことを指している。ES細胞が二〇世紀末からとくに注目されているのは、それが二つの特徴を持っているからだ。

まず、その一つは、適当な条件で培養すれば無限に近い増殖能力を持っていて事実上不死であるという点である。つまり、なんらかの形で医療や産業に利用できる性質を持ったES細胞系列があれば、それを無限に増やすことができる。これは、成人から得られた通常の正常なヒト細胞は、およそ五〇回分裂すると、それ以上は分裂せず、やがて死滅するのと対照的な点である。この現象は、レオナード・ヘイフリックによって発見され、「ヘイフリックの限界」ともよばれている。多細胞生物の身体をつくる一つひとつの細胞の寿命が有限であることは、細胞レベルでの一種の老化現象と考えられており、バイオテクノロジーによってこの限界を突破しようとするプロジェクトは、現代での「不死性の探求」として注目を集めている。[19] ES細胞の場合は、未分化であるために、まるで単細胞生物のように、分裂を繰り返しながら、決して「老化」しないのである。なお、冒頭で取り上げたヒーラ細胞の場合は、もともとはガン細胞なので、理論上は培養条件さえうまく整えれば、増殖を続けて不死であっても不思議ではない。

もう一つのES細胞の特徴は、未分化な状態の細胞であるために発生上の万能性がある、つまり適当な条件に置かれれば、筋肉や皮膚や神経や血液成分のようなどんな細胞にも変化（分化）することができるという点である。この万能性がもともと人間の細胞に備わっていることは、一つの細胞である受精卵が、分裂を繰り返しながら、様々な特徴を持った二〇〇種類以上の細胞へと分化して、人間（の身体）になることを考えれば当然のことだ。したがって、理論上は、分化や発生がどのようにして制御されるかを理解し、ES細胞の置かれている環境を調節すれば、細胞であれ、組織であれ、ときには臓器であっても作成することが可能だということになる。

この性質を利用して、疾病や外傷によって損傷したり失われたりした人間の臓器や組織や細胞を、元通りに修復して機能を回復させるというプロジェクトが、再生医療とよばれるものである。とりわけ、一度損傷すると自然に再生することのない中枢神経の疾患、たとえばパーキンソン病や脊髄損傷のような神経疾患の治療への応用が期待されている。その他にも、将来的な応用にむけたリストは広範で、血管や筋肉や骨などを再生させることはもちろん、心筋症や心筋梗塞の患者のために心筋細胞を作る、糖尿病患者のためにインシュリンを分泌する膵島《すいとう》細胞を作る、脱毛患者などのために毛乳頭細胞を作る、などがある。[20] ただし、これらの臨床応用はあくまで理論的には可能ということであって、いまのところ分化をコントロールする確実な手法は知られてはいない。また、いったん分化して必要な細胞になったとしても、再び未分化な状態に戻って、無限に増殖し始める（すなわちガン化する）危険も指摘されている。

ＥＳ細胞の研究が始まったのは二〇世紀末のことである。一九八一年に、イギリスのエヴァンスとカウフマンはマウスの胚から、長期間にわたって増殖を続けることが可能で、しかも発生上の万能性をもっている細胞の系列を作成することに成功した。[21] この細胞は、発見者の二人の頭文字を組み合わせて、ＥＫ細胞と呼ばれたが、こんにちのＥＳ細胞の最初のものである。その後、ウィスコンシン大学のジェームズ・トムソンらは、一九九五年に、アカゲザルとマーモセットのＥＳ細胞を作成し、さらに一九九八年にはヒトのＥＳ細胞を世界で初めて作成した。それ以降の展開や、将来の可能性については、さきに紹介したとおりである。

さて、ヒトES細胞とともによく論じられるものに、胚性生殖細胞（embryonic germ cell: EG細胞）と組織幹細胞がある。まず、ヒトのEG細胞は、トムソンと同じ頃に、ジョンズ・ホプキンス大学のジョン・ギアハートらによって作成された細胞の系列である。これは、妊娠中絶胎児から得られた特別の細胞を培養したもので、ES細胞とよく似た性質をもっている。死亡胎児から得られる細胞を用いるので、倫理的問題は少ないが、細胞を取り出す技術が難しいと言われている。あとで論じるように、EG細胞とは異なり、ES細胞の系列の場合には、生きたヒト胚を意図的に破壊しない限り、もとになる細胞は得られない。この点が、つねに倫理的、ときには法的に問題視される点である。

組織幹細胞は、臍帯血や成人の身体のさまざまな部分にある幹細胞、つまり、増殖したり分化したりする能力をもった細胞を指している。成人の身体の細胞のほとんどは、すでに成熟しており、完全に分化した状態にある。しかし、身体のなかでも血液や皮膚などのように、日々消耗していく組織の場合には、次々に細胞分裂して組織を更新していくことが必要となる。それを可能としているのが、成人の身体のなかにあって未分化な状態のままにいる組織幹細胞である。なぜなら、すでに分化して特定の機能を果たしている細胞は分裂によって増殖することはできないからである。たとえば、骨髄内にある造血幹細胞は、赤血球や白血球のような血液成分となる細胞を分裂によって作り出し続けている（白血病などの治療である骨髄移植は造血幹細胞移植である）。

また、最近、成人の脳（とくに記憶に関係した場所である海馬）のなかにも、神経幹細胞があって分裂を繰り返していることも知られるようになった。ただし、組織幹細胞は、ES細胞とは異なり、無限に増殖できるとは限らないし、分化において全能ではなく、多分化能（たとえば、造血幹細胞は通常は血液の細胞には分化するが、他の種類の細胞になることはできない）があるに過ぎない。しかし、造血幹細胞から脳細胞を作ることができたなどの報告もあり、多分化能がどの程度までのものなのかは、様々に議論されている。

ES細胞と胚の地位

ヒトES細胞は、生物医学研究ばかりでなく、再生医療などの応用面でも産業面でもその可能性が注目されているのだが、それを手に入れることには倫理上の問題がつきまとっている。いったん、ES細胞の系列が作成（樹立）されてしまえば、無限の増殖能力を持っているので（知的所有権などによる制限をのぞけば）、研究や産業目的に利用することは非常に容易である。だが、最初の一個目の親となるES細胞を、化学物質だけから人工的に合成することは不可能だ。したがって、ES細胞の系列を作り上げるためには、まず、ヒト細胞を得るという目的で、胚盤胞という段階での胚を破壊しなければならない[22]。ところが、もし、この時点での胚を、研究目的で破壊するのではなく、ヒトの子宮に入れれば、その胚が着床して、成長して、胎児となる可能性がないとはいえない（体外受精そのもの）。そのため、胚がどの時点から「人間」とみなされるかという点は、人間の生命の起点という意味で問題含みとなる。欧米において、中絶に対してもっとも厳しい態度を取っているのは、保守的なキリスト教の団体である。たとえば、ローマ・カトリック教会は、受精の瞬間から人であるという立場をとり、あらゆる形での中絶に強硬に反対している。また、キリスト教のプロテスタントのなかには、条件付きで中絶を容認するものから、中絶に絶対反対するものまで含めて、さまざまな立場のグループがある。

とりわけ、アメリカ合州国では、中絶する自己決定の権利を認めている擁護派（プロチョイス）と宗教的原理主義の中絶反対派（プロライフ）の間で、「中絶をめぐる「内戦」」（荻野美穂）とまで表現される熾烈な争いがある。中絶への態度が大統領選挙の大きな争点になっていることはもちろん、一九八〇年代半ばには中絶反対派からの中絶を行うクリニックに対する脅迫や爆破事件が相次いだ。[23] 中絶反対派のなかにはヒトの受精卵や胚のことを「小さなアメリカ人」と呼んで子供と同一視する人々もいるぐらいなのだから、こうした人々にとっては、ヒト胚を破壊するES細胞の樹立は、殺人となってしまう。その視点からは、中絶に関わる医療従事者をテロで殺害することは、より多くの生命を救うことにつながるのだと自己正当化されている。

ES細胞に関する用語説明が長くなってしまったが、ここで問題となることは単純である。つまり、ヒト胚という〈生〉を、人間個人の身体へと成長していくべき「トウトサをもつ生命」とみなすのかどうかという点だ。受精の瞬間から出生までにヒト胚がたどるプロセスのなかで「人間の生命」の始まりはどこか、という問題は、しばしば中絶の是非（どのような条件のもとで、妊娠のどの時期までの中絶が社会的に許容されるか）の問題と重ね合わされる。この面はアメリカ合州国でもっとも顕著であり、日本ではあまり目立たない。

さて、胚盤胞の段階までのヒト胚を人間と同じ権利をもった生命とみるならば、ES細胞研究は殺人として原則的に禁止されるべきものとみなされる。これは明快ではあるけれども極端すぎる主張であって、現実には、ヒト胚を使った研究を厳重に規制している国々（フランスやドイツなど）でも、ヒト胚を人間であると明文的に規定しているわけではない。人間になる可能性のある存在として保護することを定めているに過ぎないのである。胚を保護する根拠は何かという点は、（アメリカ合州国以外では）中絶に対する態度決定とは原理的に別問題として、「人間の尊厳」、「人間の生命の尊厳」、「人体の尊厳」などの言葉でさまざまに論じられている。こうした議論については、ドイツの哲学者ユルゲン・ハーバーマスの主張を紹介しつつ、後に考えてみる。

一方、仮にES細胞を作るのに必要となる胚盤胞の段階での胚のことを、「人間」ではなく、たんなる生きた細胞の塊に過ぎないものだとみなしたとしても、ES細胞をめぐるすべての問題が解決するわけではない。ES細胞研究が可能となる前提として、この人間の胚をどうやって手に入れるかという問題が残っているからだ。その方法には大きく分けて三種類があるのだが、それぞれに倫理的・社会的な問題点を含んでいる。

その一つは、体外受精（IVF）を行った場合に予備に作られて凍結保存された受精卵（余剰胚）を研究目的に流用する方法である。不妊症カップルが体外受精を行う際には、複数個の受精卵が作成されるために、子宮への胚移植が成功して子供が生まれた場合、胚移植に使われなかった受精卵が、医療機関に残される。[24]これが、余剰胚とよばれるものである。提供したカップルのインフォームドコンセントを得た上で、この余剰胚をES細胞の研究や作成に用いるというわけである。第二の方法は、そもそも、ヒト胚を破壊してES細胞を作るという目的で、人間の受精卵を作成するというやり方である。だが、この方法については、人間の尊厳を冒し、生命を道具化することにつながるとして、強く批判されている。[25] たとえば、日本でも、ヒト受精卵は「人の生命の萌芽」（クローン技術規制法）として位置づけられ、二〇〇四年の総合科学技術会議の生命倫理専門調査会の報告で、「研究材料として使用するために新たに受精によりヒト胚を作成しないこと」を原則としている。[26]

第三の方法は、ヒトの体細胞の核を卵子に移植して、体細胞クローンであるヒトクローン胚を作成するというやり方である。この点は、クローン人間の是非をめぐる議論と関わっており、ES細胞研究を推進する人々は、ES細胞を作成するためのクローン技術を、治療目的（セラピューティク）クローニングと呼んで、クローン人間作成を目指す生殖目的（リプロダクティブ）クローニングとは異なると主張している。[27] ただ、作成の目的が異なるとしても、治療目的クローニングで作成されたクローン胚もヒト胚であることにかわりはなく、子宮に着床させればクローン人間が生まれる可能性があることは事実である。さきほど紹介した総合科学技術会議の生命倫理専門調査会の報告（二〇〇四年）では、日本では異例の多数決によって、条件付きながらヒトクローン胚の作成を容認したことが、賛否両論を巻き起こした。倫理的な問題が残る治療目的クローニングを含んだ研究を容認した背景には、ES細胞を再生医療に応用するという意図があると考えられる。再生した組織や臓器を移植する際の拒絶反応を避けるためには、再生医療を受ける本人と遺伝的に同じES細胞を用いることが好ましいからである。そのためには、体外授精クリニックなどでの余剰胚を用いるのではなく、個人ごとにオーダーメードされたクローン胚を作成して、ES細胞を作り出す必要性がある。[28]

ＥＳ細胞という「たんなる生命」をめぐるテクノスケープは、中絶の問題としてみるか、ヒト胚保護の問題としてみるか、クローン人間の問題としてみるか、などの視点の違いによって、きわめて異なった相貌をみせる。

アメリカ合州国におけるヒト胚研究の「禁止」

アメリカ合州国では、フェミニズム運動に支持されて、「中絶の権利」は一九七三年に認められたものの、激しい中絶論争は継続され、ジェンダーや文化的価値観をめぐる政治的争点となっている。[29]そして、ＥＳ細胞についての議論はあたかも、その中絶論争のなかの一つの小戦闘であるかのような様相を帯びている。

また、一九六〇年代の社会運動が問題としたのは人種差別や女性差別の問題だけではなかった。アフリカ系アメリカ人や囚人などの社会的弱者を対象として行われた人体実験もまた、その非倫理性を厳しく問われた。そうしたなかで、中絶が合法化された七〇年代には、中絶を予定した胎児を対象とした人体実験が次々とスキャンダルとなっている。[30]それらも含めた非倫理的な人体実験[31]への防止対策として、一九七四年、人間を対象とする研究を包括的にコントロールする法律として、国家研究規制法が成立した。その法律に基づいて、七五年には「生物医学および行動医学研究の被験者保護のための全米委員会」が設置された。[32]少なくとも連邦政府からの資金援助を受けて行われる研究に関しては、この委員会が示したガイドラインに従って、各研究機関に設置された施設内審査委員会（ＩＲＢ、日本でのいわゆる倫理委員会に相当する）での事前審査を受けることになったのである。このシステムは、日本では、バイオエシックスの視点から医学的研究を規制する際の一つのモデルとされ、「ガイドライン＝委員会体制」とよぶ人々もいる。(33)

ただし、中絶をめぐる激しい論争を反映して、胚や胎児に関する研究については、その許可に関してさらに高いハードルが課され、連邦の倫理諮問委員会の承認が必要となった。それどころか、一九八一年のレーガン政権発足以降に一二年間続いた共和党政権では、この倫理諮問委員会そのものが招集されなかった。そのため、胎児や胚を対象とした研究で、連邦資金の助成を受けることは事実上不可能となっていた。

こうした状況が多少変化しはじめたのは、民主党のクリントン政権においてであった。彼は、就任直後の一九九三年一月には、いったんヒト胎児組織や胚を利用した研究を解禁しようとした。が、翌年には中間選挙での民主党敗北を受けて、クリントン大統領は、ヒト胚研究専門委員会から提出された研究解禁を求める勧告を結局は拒否した。そして、連邦資金の助成を受けている研究においては、研究目的でのヒト胚の作成を禁じるという大統領令をだした。一九九六年には、連邦予算に関するディッキー＝ウィッカー修正条項が議会で可決され、「ヒト胚が破壊され、廃棄され、損傷や死の危険にさらされる可能性が、子宮にある胎児に対して認められる研究よりも高い状況にさらされるような研究」への連邦からの資金提供は違法とされた。この条項は、ヒト胚を破壊することでしか得ることのできないES細胞の採取を厳しく規制することになったのである。

二〇〇一年の八月、ブッシュ大統領は、それまでに既に樹立されているES細胞系列を用いた研究についてのみ、連邦による助成を認める（ただし、ヒト胚を破壊する研究やそれ以後に樹立されたE

S細胞を用いた研究への助成は禁止）という妥協案を出し、この問題はとりあえずの決着をみている。[34]

なお、ES細胞を含めて、ヒト胚に関わる研究をめぐる論争は、研究推進を主張する医学者などの専門家と、中絶反対派である素人の間の対立というわけでもない。中絶の権利に反対する姿勢を明確に示し、「生命の文化」哲学を信じると主張するブッシュ大統領でさえも、ES細胞研究を容認する決断を下した背景には、バイオ産業だけでなく、ES細胞研究推進の草の根運動（パーキンソン病、脊髄障害、I型糖尿病などに苦しむ患者やその支援者の団体）があるといわれる。日本での研究規制をめぐる論争の文脈では、研究へと暴走するマッド・サイエンティストとそれに対抗して歯止めをかけようとする市民社会の良識という図式がイメージされがちだが、そうした安直な二項対立の図式では、ES細胞のバイオポリティクスをとらえることはできない。

脱国家化される医学研究

さて、研究と国家規制の問題に戻ろう。ここで重要なのは、こうしたアメリカ合州国での研究規制（実際には禁止）はすべて、連邦資金の助成を一部でも受けた研究のみを対象としていることである。逆にいえば、私的な民間資金のみでの研究に関しては、その研究機関での施設内審査委員会によるものをのぞけば、こうした研究規制はまったく及ばないことになる。[35]

その結果、アメリカ合州国での中絶胎児組織やヒト胚を用いた研究は、ベンチャー企業などの民間資金によって担われることになった。さきにも述べたとおり、一九九八年、ヒトES細胞の樹立に初めて成功したトムソンは、老化の研究などで知られるバイオ・ベンチャー企業のジェロン社の研究費で実験室のすべてを運営していた。この際に、トムソンは、ヒトの胚を研究に用いることについての連邦規制（ディッキー＝ウィッカー条項）の対象にならないように細心の注意を払い、大学構内にジェロン社の研究費のみを使って建造した特製の研究室のなかで、ヒト胚の研究を行っていたという[36]。また、ヒト胚（凍結受精卵）については、アメリカ合州国内で入手することは困難であるために、共同研究者であったイスコヴィッツ＝エルドールを介して、国外のイスラエルの体外受精センターからの提供を受けている。最初に作られたES細胞の五系列のうち、四つはイスラエルからの胚に由来していたという[37]。ES細胞に関しては、こうしたタイプの国際共同研究が数多く行われている。たとえば、ヒト胚での研究が禁止されているオーストラリアの研究者アラン・トロンソンは、規制の緩やかなシンガポールの研究者であるアリフ・ボングソと共同で研究をすすめて、二〇〇〇年に、ヒトのES細胞の系列を作成することに成功している[38]。

世界最初に作られたヒトES細胞の知的所有権については、研究を行ったウィスコンシン大学と資金を提供したジェロン社の間での協定が結ばれていた。しかし、ES細胞のもとになったヒト胚を提供したであろう人々、つまり体外受精クリニックを訪れた男女にはその利益はまったく分配されない。また、ジェロン社は、ES細胞の医療目的での応用に関しては、独占的商業化特許権を得ており、研究目的でのES細胞の使用についても、その研究目的に関して事前に細かい規定を設けたり、ときには、その研究成果の帰属をジェロン社とするなどという項目を設けたり、強硬な知的所有権の囲い込み政策をとっていたという。

こうしたES細胞研究の流れを表面的に追う限りは、進行していくのは研究開発の民営化であり、

ES細胞を知的所有権によって囲い込む過程の深化であると見える。一言で表現するならば〈生〉の商品化といえなくもない。だが、それは事実であるにせよ、事実の一側面でしかない。ここで歴史的経緯をたどったとおり、逆説的なことだが、規制のない民営化が推し進められたのは、国家による強力な研究規制の意図せざる結果でもあるからだ。また、民間資金の導入だけが、国家による研究規制を逃れる唯一の方法ではない。いくつかの研究室は、クリントン政権が結局ヒト胚に関連した研究への連邦資金助成を再開することに失敗した一九九〇年代前半に、ヒト胚やヒトクローン胚の作成と利用が許可制の下で認められているイギリスへの研究室機能の移転を考慮していたともいう。こうした可能性を考慮すれば、研究や科学のグローバリゼーションの進展を前にしては、いわゆる「ガイドライン＝委員会体制」を範とする国家レベルでの規制は、限定的なものにとどまる。ES細胞のバイオポリティクスが脱国家化していくなかでは、一国家内部でのコントロールを目標としたバイオエシックスの社会的システムはもはや有効でないのかもしれない。

ただし、脱国家化と同時に指摘しなければならないのは、国家のもつ役割が一面的に弱体化したと判断するならば、それもまた誤りであるという点だ。研究開発における知的所有権の保護と強化は、八〇年代のレーガン政権のもとでのアメリカ合州国によって、経済再生の切り札として、国策として推進されていた。国立機関に対して民間企業などとの共同研究や技術移転を奨励する「スティーブン・ワイドラー技術革新法（一九八〇年）」、連邦の研究費による発明・発見の特許権を研究者個人や大学に与えることを規定した「バイ・ドール法（一九八〇年、八四年修正）」、連邦資金と民間資金との協同研究開発協定制度をもうけた「連邦技術移転法（一九八六年）」などの法制度の整備こそが、ベンチャー企業と研究者とを深く結びつけていった。その背景には、国際社会のなかで貿易制裁を武器に知的所有権の保護と強化を迫るというアメリカ合州国の強力な国家的イニシアティブがあることも忘れてはならない。

生殖技術とヒト胚の保護

中絶をめぐる論争の激しさに伴う国家レベルでの厳しい公的研究規制の逆説的な結果として、ヒト胚を対象として私的に行われる医療や医学研究への公的規制がまったくといってよいほどに機能しなくなったのがアメリカ合州国の状況であることはすでにのべた。この規制の空白という事態は、ヒト胚を使った医学研究よりもむしろ、体外受精クリニックなどでの生殖技術のあり方に大きな影響を与えている[39]。代理母契約などのように、日本も含めて多くの国々で厳しく規制されている行為が、州によっては生殖補助医療の一タイプとして認められているからだ。

アメリカ合州国という例外をのぞけば、(ES細胞の問題も含めた)ヒト胚の保護という論点は、中絶論争ではなく、生殖技術一般をどうコントロールするかという議論と結びついている。そのきっかけとなったのは、一九七八年にイギリスのステプトウとエドワーズによる研究の結果、世界初の体外受精児(いわゆる「試験管ベビー」)ルイーズ・ブラウンが誕生したというできごとだった。

イギリスのサッチャー政権は、一九八二年、哲学者マリー・ワーノックを委員長として、人工生殖にかかわる社会的・倫理的・法律的な検討をするための委員会を設置した。一九八四年にまとめられた報告(ワーノック勧告[40])では、ヒト胚を許可なく使用することを犯罪とみなし、第三者的な法定許認可機関に研究の監視と監督をまかせることを勧告している。また、ヒト胚は受精後一四日をこえて培養を続けたり、研究に用いたりしてはならないとも論じている。(41)

イギリスの「ヒト受精・胚研究法」(一九九〇年)はこの勧告にそった法制化であり、生殖技術を厳格な許可制のもとにおいている。しかし、研究への制限は緩やかなものであって、生殖目的だけでなく研究目的でのヒト胚の作成も許可制で認められているのが特徴だ。また、二〇〇一年の改正ではさらに一歩踏み込んで、先進国のなかではいち早く、ヒトクローン胚の作成や利用をも許可制で認めている。ワーノック勧告がでた当初は、研究を厳しく法的に規制する方向性のものとの評もあったが、実際には、生殖技術の一つひとつについて法律で直接に禁止かどうかを定めるべきという内容の勧告ではない。むしろ、無秩序な生殖技術の応用をコントロールするために、専門家以外を主体にした法定許認可機関のもとで生殖技術一般を監視し監督するという実際的目標の達成が主眼である。先端医療のルールをめぐる政策といえばとりあえず立法化と直結しかねない短絡的思考とは無縁の、良質な実用主義(プラグマティズム)とも言い得る。

ワーノック勧告のなかでは、生殖技術の問題は、中絶論争の際のように人間の生命の起点はどこかという哲学的問題ではなく、(子宮内ではなく)体外にあるヒト胚にどのような「一定の法的保護」を与えるかという実際的問題として扱われている。それは、法律による直接的規制は「寛容な社会における最低限の要求」であり、さらに厳しい道徳的ルールを定めるかどうかとは切り離して考えるべきだという理由からである。だが、なぜ、それ自身は人間としても権利を持たないヒト胚という生きた細胞の塊を、特別に保護の対象とする必要があるのだろうか。そして、ヒト胚を保護すべきだという思想的な根拠はどこに求められるのだろうか。

ワーノック勧告は、その問いに直接答えようとはしていない。だが、その一つの解答を示しているのは、ドイツでの「胚保護法」（一九九〇年）である。そこでは、「人間の尊厳」の不可侵性という原理に基づいてヒト胚を用いた研究を規制している。先進国のなかでもっとも厳しい研究規制といわれる「胚保護法」では、生殖目的以外でヒト胚の作成や利用が禁止されている。この根拠とされているのが、ドイツの憲法である基本法の第一条（「人間の尊厳は不可侵である。それを尊重し保護することはすべての国家権力の義務である」）なのである。ドイツ連邦議会の「現代医療の法と倫理」審議会の最終報告書（二〇〇二年）でも、権利主体である成人へと連続した存在であり、成人になる潜在的能力をもっている存在であるという理由から、「この保護義務は、生まれでる前のいのちについても当てはまる」と認めている。[42] 人間の尊厳の厳格な重視は、「生きる価値のある生命」と「生きる価値のない生命」を区分することが大量虐殺へとつながったナチスドイツという過去への反省に由来している。ただし、この答申では最終的な結論を出さず、ヒト胚は無条件の保護に値するという立場と、発達段階に応じて保護に値するという立場の両論併記となっている。

立法府である連邦議会がこうした方向に向かう一方で、シュレイダー首相率いる行政府は、科学研究の発展とバイオテクノロジー産業振興という観点から、ES細胞研究に積極的な姿勢を示していた。そして、首相直属で設置された「国家倫理評議会」は、「現代医療の法と倫理」審議会とは異なり、二〇〇一年に「ヒト多能性幹細胞を厳格な条件と結びつけて当面期間を限定して輸入する」という答申を出した。[43] この結果を受けて、二〇〇二年に、連邦議会は、「ヒトES細胞の輸入及び使用に関わる胚保護を確保するための法律」を可決した。そこでは、ドイツ国内でヒト胚を破壊してES細胞系列を作成することは認めないものの、他国で二〇〇二年一月一日以前に合法的に作成されたES細胞を輸入することを審査委員会の許可のもとで認めている。ブッシュ大統領によるES細胞研究容認の政策が、中絶の権利を拒否する「生命の文化」哲学と矛盾をきたしているのと同様、ドイツでの妥協案もまた、少なくとも「胚保護法」の精神に反していることは確かだ。そもそも人間の尊厳が真に重要だとすれば、それは国境によって区切られるべき原理ではない。

「人間の尊厳」と「人体の尊厳」

ES細胞研究を「人間が自己の生物学的基盤に関して行いつつある自己道具化と自己最良化」として批判するハーバーマスは、「人間の尊厳」の「不可侵性」ではなく、「人間の生命の尊厳」の「勝手な処置不可能性」によってES細胞研究規制を基礎づけようとしている。[44] ハーバーマスによれば、「人間の尊厳」とは、社会的な相互関係とコミュニケーション的行為に基づくものであって、コミュニケーション能力のないヒト胚にまで拡大できないという。もし、その意味での「人間の尊厳」を問題とするならば、法的権利をもった人格としての人間の生命の始まりはどこかという問題に答えなくてはならない。だが、この問いは形而上学的な問いであり、正しい答えなど存在しない。生物としての人間の発生とは、受精卵からの一つの連続的な過程であって、どこに人間の生命の起点を置いても恣意的な区切りに過ぎないからだ。

これに対して、ハーバーマスが主張するのは、人格や法的権利をもっていなかったとしても、その法を支える生活世界の道徳的慣習として「勝手に処置することができない」ものが存在するという原理である。それこそが、「人間の生命の尊厳」をもった存在であるヒト胚だ、というのだ。ハーバーマスの議論は混乱したものではあるが、その問題意識ははっきりしている。つまり、「人間の尊厳」という原理からヒト胚保護を基礎づけようとすると、必ず、人間としての生命の起点はどこにあるかという一義的には答えようのない問いを招き寄せてしまう。そうした不毛な形而上学の水掛け論に陥ることを避けつつ、ヒト胚を保護すべきだという根拠を求めるとすれば、どうすればいいのだろうか、という問題意識である。

この問いに、もっとも明確な一つの解答を与えたのは、フランスの「生命倫理法」（一九九四年）であろう。[45]「生命倫理法」は、肉体と人格を同一視する伝統的な法学的視点から一歩を踏み出し、民法典のなかに「人体の尊重について」という章を追加し、そこで「人体は不可侵である」（一六条一項）と規定している。つまり、ここでは、人間でもたんなる財物でもない第三のカテゴリーとして「人体」が新設されたということになる。人体は、ものの一種であって、人格のような権利主体ではないものの、ある種の神聖性を帯びたもの、財産権の対象とはならないものとして規定されている。[46]この法律でいう「人体の尊重」あるいは「人体の不可侵」は、ハーバーマスのいう「人間の生命の尊厳」とほぼ同じ問題意識に支えられており、「人体の尊厳」ともいい換えることができる。[47]

医療倫理やバイオエシックスにおいても重視されている被験者の保護や患者の自己決定という倫理原則の伝統的枠組みは、「人間の尊厳」という価値観を暗黙に含んでいた。こうした従来のバイオエシックスだけでは、ＥＳ細胞を含めて「人体の尊厳」という問題系を読み解いていくには不十分なのかもしれない(48)。

カント的な意味において、尊厳をもつもの（人間）は価格をもつもの（対象）と対比される。つまり、尊厳のある存在とは、あらゆる価格を超絶しているために、等価なものと交換することはできないものを指している。しかし、そもそも、ＥＳ細胞の作成のようにヒト胚を用いた研究が、ポリティクスの空間に登場したのは、バイオ産業への応用可能性や知的所有権の獲得競争という経済的側面（価格をもつものとしての側面）が重視されているからである。フランスにおいても、二〇〇四年の「生命倫理法」改正で、条件付きながらヒト胚の研究を認める方向へと進みつつある。ドイツにおいても、さまざまな経緯の末、輸入されたＥＳ細胞の研究については容認していることは、さきに紹介したとおりである。「人体の尊厳」という論が、知的所有権をめぐる緊急度を深めつつある現実状況とどれだけ切り結ぶ論理となっていくのかは定かではない。

また、人間の尊厳と人体の尊厳を区分するという議論は、さらにべつの問題を提起する。つまり、人間と人体をどう区分するのかという問題である。もし仮に、ハーバーマスが想像しているように、相互主観的コミュニケーションの主体性としての人間とものとしての人体を区別することができるのだとすれば、人体の尊厳という論理でヒト胚を保護することは良いアイデアのように聞こえる。しかし、人間と人体を区別するという立場自体が、受精卵から人間の尊厳を認める主張に反駁するという特定の社会的・政治的利害に寄与する立場として作り上げられたのではないだろうか？

そうだとすれば、ハーバーマス的な解決法の対極にある主張、すなわち発生初期のヒト胚は人間ではなく人体であると考えること自体が人間の尊厳に対する冒瀆であるという立場に対して、（理性的な対話の相手ではない原理主義として切り捨てるのでなければ）どう答えればよいのだろうか？アメリカにおける中絶論争が討論やコミュニケーション的行為ではなく「内戦」のような様相を帯びているのは、まさに論争がこうした互いに還元不可能な視点の差異にふれていたからではないのか？

「人間の尊厳」をもたない「人体」は、絶滅収容所での「ユダヤ人」のような「トウトサのない生命」とどのように区別されるのか、そして、「人体の尊厳」という論理は、「たんなる生命」への蚕行を防ぐのに十分な力をもっているだろうか？

ここで、バイオポリティクスとして言い表そうとしたのは〈人間個人の身体〉と〈生〉とのずれに関わる諸問題設定だった。ES細胞はそのケースの一つであるにせよ、そのケースファイルはまだ閉じられてはない。われわれは結論を出さずに中断する。現在進行形のできごとについてはそれもまた正直な態度だろう。あなた方とともに考察を続けることができるように。

第五章　「脳死」の神話学

慎重論の二つの類型

脳死は一義的には社会的受容の問題ではない。むしろ、まずもって、脳死は果たして本当に人の死なのかどうかというところに先決問題がある。
（立花隆『脳死』(1)）

一九八五年から二年にわたり雑誌「中央公論」に連載された文章をまとめた立花隆の著書『脳死』は、この主張のもとに「本当に人間の死」となりうる「真の脳死」を探し求めて、「脳死」の定義と判定基準の問題を四〇〇ページ以上論じ続ける。厚生労働省（当時、厚生省）が定めた「脳死」の判定基準は不十分であること、および「脳の細胞レベル、組織レベルの死」が「真の脳死」として死の判定には必要だということの二点をめぐって広範な議論が展開される。そして、最終的には、問題解決の処方箋としては、あいまいな（「日本的」とでもいいうる）なれ合いではなく、科学的合理性と理性的論理にもとづいた徹底した討論が必要だという結論が導き出される。その後の『脳死再論』、『脳死臨調批判』(2)でも、脳科学や医学のあるべき姿を理想化して全面的に正しいものとして拝跪する立花隆の基本的な発想そのものに変化は見られない。

この論理を文芸批評でいう脱構築的読解の対象とすることで、立花に代表されるタイプの「脳死」慎重論のもつ問題点は簡単に見て取ることができる。まず、彼の考えているような「真の脳死」と「不正確な脳死」との二項対立の図式は、いずれもが「脳死」という一つの共通の土俵の上に立っている。したがって、現実に判定された「脳死」状態が真か不正確かを問うことは、「脳死」が人間の「死」かどうかというより根本的な問いに直接に答えるものではない。つまり、「真の脳死」もまた「脳死」というより大きな概念に包摂される概念に過ぎない以上は、「真の脳死」であろうと「不正確な脳死」であろうと「脳死」が「死」と同一かどうかの判断は、「脳死」判定の正確さという技術的問題とは別レベルの問題として取り残されてしまうのだ。この明らかな論理的弱点の存在にもかかわらず、「真の脳死」が「死」の判定に十分だという立花隆に代表されるような主張にある程度の説得力があるとすれば、それは、これまで社会の中で使用されてきた「死」という日常用語と「脳死」という名称の間にあるアナロジーの発揮する効果(「死」という語の共通性)に由来するものだろう。そして、立花隆の議論において、「脳死」は「死」かどうかという問題は、この見え透いたレトリックで隠蔽され、「脳死」の定義という医学的・技術的問題へとずらされてしまう。

その一方で、「脳死」慎重論をとなえるまた別のタイプの人々は、日本文化や仏教的・東洋的身体観などをもちだして「脳死」反対の主張を理論化しようとする。つまり、梅原猛などが述べるように、「脳死」は西洋的合理主義やデカルト的心身二元論・機械的身体観の帰結であり、日本文化にはなじまないものとされる。(3) 一目でわかるように、ここで働いている論理は、実際には立花隆による無邪気な科学信仰の主張の完全なネガである。つまり、立花隆のスローガンが「日本人よ、(真に)科学者たらんと欲すればいま一歩だ」とすれば、それに対する「(西洋かぶれの)科学者よ、日本人たらんと欲すればいま一歩だ」とでもなるだろう。こうした日本文化論者にとって、「脳死」は「死」か、という問題は、文化間の差異へと還元される。すなわち、各文化にはそれぞれの「死」が多元主義的に存在し、西洋文化に由来する「脳死」は日本文化の「(仏教的・神道的?)死」とは、あいいれないとされるのである(文化における翻訳不可能性)。

しかし、現実の「脳死」受容をめぐる歴史はそれほど単純ではない。欧米でも、「脳死」が「死」として制度的に受け入れられるまで、様々な議論と曲折を経てきており、そこには文化的摩擦がなかったわけではない。(4) また、逆に「日本人」であることを前面に押し出す梅原猛自身も、自らの大腸がん手術の体験を例に引きつつ、西洋由来の近代医学の機械的身体観をも有用なものとして肯定している。そして、さらには西洋的身体観の具現化である臓器移植自体を日本でも行われるべき治療の一つの選択肢として認めているのである。日本であれ、西洋諸国であれ、近代医療の「進歩」とローカルな文化の間には、様々な矛盾・葛藤・妥協が存在しうる。そのことを忘却して、「脳死」受容の差異を、西洋文化対日本文化として単純化することは何の説明にもならないトートロジーなのではないか。

「どうして、日本では「脳死」が受け入れられないの？」

「日本的死生観に合わないからだよ。だって、「脳死」を「死」として認めたがらないほど、日本文化の死生観は西洋の価値観とちがっているんだぜ。」

シニフィアンとしての「脳死」

あくまで一つの臓器の病態にすぎない「脳死」と人間全体の「死」という二つの間のレベルの差に対して意識的であるかぎり、「脳死」がどういう「医学的」状態かという問題や定義をめぐる議論は先決問題などではない。したがって、まず「神話」として退けなくてはならないのは、「脳死」問題を論じるには医学的知識が必要だなどというばかげた主張である。これまでに繰り返された無数の「脳死」論議に抗して、本章が対置するのは、脳死の定義や診断基準や脳死・臓器移植の「本当の話」などの医学的言説への徹底的な意図された無知である。また、「脳死」問題を、日本的死生観などという言葉で安易に特殊化し、文化の多様性一般の問題へとすり替えることは、「日本文化の神話」なのであり、これも到底容認することはできない。

議論を整理するために、記号学的用語を導入して、ここでの問題設定を言い換えることにしよう。「脳死」に関する議論が行われる場合、「脳死」という用語の意味（記号内容：シニフィエ）、「脳死」の指し示す現実の患者の状態（指示対象：レフェラン）、「脳死」という用語（記号表現：シニフィアン）の三つの水準が混ざり合っていることが多い。われわれとしては、シニフィアン（の連鎖）における「脳死」こそ重要だという立場なのだが、その前に記号学の基本に戻って問題を明確化しておこう。

まず確認しておくべきことは、「脳死」という状態を「脳死」と名付ける必然性は存在しないということだ。これは、「記号（シーニュ）の恣意性」という原理である。一番わかりやすいレベルでいえば、動物「イヌ」（レフェラン）を犬と呼んでもドッグと呼んでもかまわないのと同じことである。実際、現在「脳死」と呼ばれている状態は、一九六〇年代には「不可逆性昏睡」として最初に名付けられた[5]。この名称ならば、さきほど問題にした「脳死」と呼ばれている状態と「死」が異なっていることは一見して明らかである。たとえ、「真の不可逆性昏睡」なるものが存在して厳密に判定できたとしても、それを「死」と等置はできるかどうかは別問題となる。「脳死」と「死」の差異を明確化するために、「脳死」という用語の代わりに、「脳不全」（阿部知子[6]）、「全脳器質死」ないし「全脳細胞壊死」（立花隆）、「脳死の人」（森岡正博[7]）、「α期」（唄孝一、ただし後に本人によって撤回された[8]）、「状態X」（村岡潔[9]）などの言葉が使われることがあるのは、「不可逆性昏睡」と同様の発想を共有している。こうした語を使う論者は、通常「脳死」と呼ばれている重症の脳障害の状態が存在しているという「医学的事実」は承認した上で、それを「人間の死」とみなしていないことを示すために「脳死」という言葉を避けようとしているのだと考えられる。

だが、こうした議論の問題点は、レフェランである重度の脳障害は、あらかじめ「脳死」というシニフィアンと無関係に存在していることが前提となっている点にある。もし仮に、「脳死」が、もともと存在する医学的な「脳死」状態（シニフィエないしレフェラン）に対して付けられたレッテルなら、「脳死」という言葉を別の言葉で言い換えることによって、字義的で狭い意味での「脳死」

（「脳不全」、「全脳器質死」）とレトリック的意味（脳の「死」という言葉に由来する人間の死のイメージ）を分離することで議論を整理するには十分だろう。しかし、そうではない。記号学的アプローチをさらに押し進めて、語用論の角度から分析するならばまったく違った問題群がみえてくる。

言語哲学者J・L・オースティンは、日常的に使われる言語に二種類の用法があることを指摘した。[10] 一つは、「雨が降っている」のように事実や行為をそのまま記述し確認する文章（陳述文：statement）であり、この場合の多くは対象との一致・不一致によって真偽を決めることができる。これに対するもう一つのタイプは行為遂行的文（performative）と呼ばれる。「わたしはかくかくと約束します」というように、その文章を発言すること自体がその行為を遂行することと一致する場合が代表的な例となる。この後者の言語は、すでに存在している行為や事実を記述するのではなく、発言することによって行為を遂行し、ある状態を創出するという働きをもっている点が特徴だ。たとえば、約束したという状態は「約束します」と発語する以前には存在しない。

「「脳死」です」と判定することは、一見ある状態（「脳死」状態の患者）を記述する陳述文のようにみえる。そうだとすれば、最大の問題はその判定があらかじめ定めておいた「脳死」の定義や患者の病態という事実と一致しているかどうかという点となる。しかし、オースティンのいう行為遂行的文であるとすれば、「「脳死」です」という発語のもつ違う側面が明らかになる。医師が病院で患者と家族を前にして「「脳死」です」と語るときには、医師はそこに当事者として立ち会っているのであり、医師による判定（診断）を抜きにして「脳死」自体存在しない。厳密にいって、「脳死」判定以前に存在するのは、「見たところ意識障害のように思える人間」であって、「脳死」状態でも医学的な「重度の脳障害」でもない。つまり、シニフィアン以前にはシニフィエもレフェランさえも「存在」していないとまで考えられるのだ。そして、医療の場という特定の状況の中で使用されてはじめて「脳死」という用語は意味を持ち、「脳死」判定という行為が遂行されることが可能となる。すなわち、字義的であれ、レトリック的であれ、「脳死」という言葉の意味は、それがどのような状況で使われるかの行為遂行性によって規定されるのだ。

したがって、「脳死」という言葉はあらかじめ存在した「脳死」状態を中立的に記述するだけのものなどではない。ここからわかるのは、「脳死」という用語を人間の死をイメージさせない言葉にどんなにうまく言い換えたとしても、その語用法つまり、それがどんなセッティングの中で誰によって宣言（診断）されるかという点が変わらない限り、変化はあり得ないということだ。「脳死」判定こそが、遡及的に事実を構成し「脳死」状態を出現させる。些細なことのようだが、この行為遂行的次元を考慮にいれることで、[11]私たちはさらに一段階議論を進めることができる。つまり、問題としなくてはならないのは、社会的コミュニケーションのネットワーク（シニフィアンの連鎖）のなかでシニフィアンとしての「脳死」はどのような位置を占め、どのように使用されているのかという点なのである。

われわれは、ものの名について有意義な問いを発するのは、その名によって何かをやり始めることをすでに知っている人だけである、ということができる。（ウィトゲンシュタイン『哲学探究[12]』）

神話群としての「脳死」と臓器移植

C・レヴィ＝ストロースは神話を分析するに際し、ある社会のなかで伝統的に伝えられる少しずつ互いに異なった神話群から起源となる唯一正統の神話を再構成するのではなく、神話群を全体として一つの集合として捉え、その変換規則を明らかにすることの必要性を主張した[13]。現代医療の神話として「脳死」を考察するにあたり、私たちも「脳死」と臓器移植をめぐる賛成・慎重・反対の議論の総体をひとまとまりの神話群とみなし、その互いの関係を分析の対象とすることにしよう。

「脳死」と臓器移植に関する議論のなかで、まず、最もマスメディアにおいて支配的と考えられる主張は「脳死」と臓器移植に対する賛成論である（ここでは、議論を簡略化するため、臓器移植という場合は「脳死」患者からの移植を前提とする心移植などを指すものとする）。しかし、この賛成論は実際には単一の命題ではなく、複合命題であって、二つの基本的主張に分解することができる。それは、「臓器移植をすることは必要である」と「「脳死」を「死」とすることは可能である」という二つの命題である。こうした命題は、ある意味をもった主張の単位として意味素と呼ぶこともできよう。「脳死」と臓器移植に関する議論には様々な主張や議論があり、かなり錯綜しているように見えるのだが、論理形式を抽出していけば、先の二つの意味素の論理的肯定と否定の組み合わせで整理をすることが可能である。ここでは、A・J・グレマスの「意味の四辺形」の図式を参考としながら、「「脳死」と臓器移植」論争という神話を分析してみよう[14]。

分析上最初にくる命題（意味素）は「臓器移植をすることは必要だ」（S）というものである。この主張は、すばらしい近代医学の進歩とか「ヒューマニズム」という現代社会で広く受け入れられている価値観に基礎をもっている。この命題に対しては、論理的な否定と現実的な否定という二つの否定項（ないし矛盾）をつくりだすことができる。

論理的な否定となるのは「臓器移植をすることは必要ない」（non S）という主張になる。だが、「脳死」と臓器移植に対する慎重・反対論の多くも、臓器移植の必要性そのものを正面から全面否定することはほとんどない。むしろ、慎重・反対論と呼ばれるものは、賛成論の二つの主張のうちでもう一方の命題すなわち「「脳死」を「死」とすることは可能である」の方を何らかの形で否定する場合が多い。言い換えれば、「脳死」と臓器移植をめぐる議論で、「臓器移植をすることは必要だ」という主張に、はっきりと反対している言明の根拠となりうる主張は、「「脳死」を「死」とすることは不可能である」という命題ということになる。

「臓器移植をすることは必要だ」（S）という命題に対して現実的に対立していることから、「「脳死」を「死」とすることは不可能である」という命題は現実的否定（— S）と呼ぶことができる。この主張は、「回復の見込みが少なくても、医療者は治療に全力を尽くさなくてはならない」とか「心臓が拍動している限り「死」とは考えられない」という価値観に支えられており、幅広く支持されている。

ただ、確認しておかなくてはならないのは、この二つの論拠（— SとS）は、電気のプラス・マイナスのように社会的現実のなかでは対立しているけれども、論理的な矛盾ではないということである。この賛成論と反対論の主要な論拠は互いに異なったレベルの問題である。一方は臓器移植という医療技術のあり方が望ましいかどうかつまり必要性の問題に起因するのに対して、もう一方は、

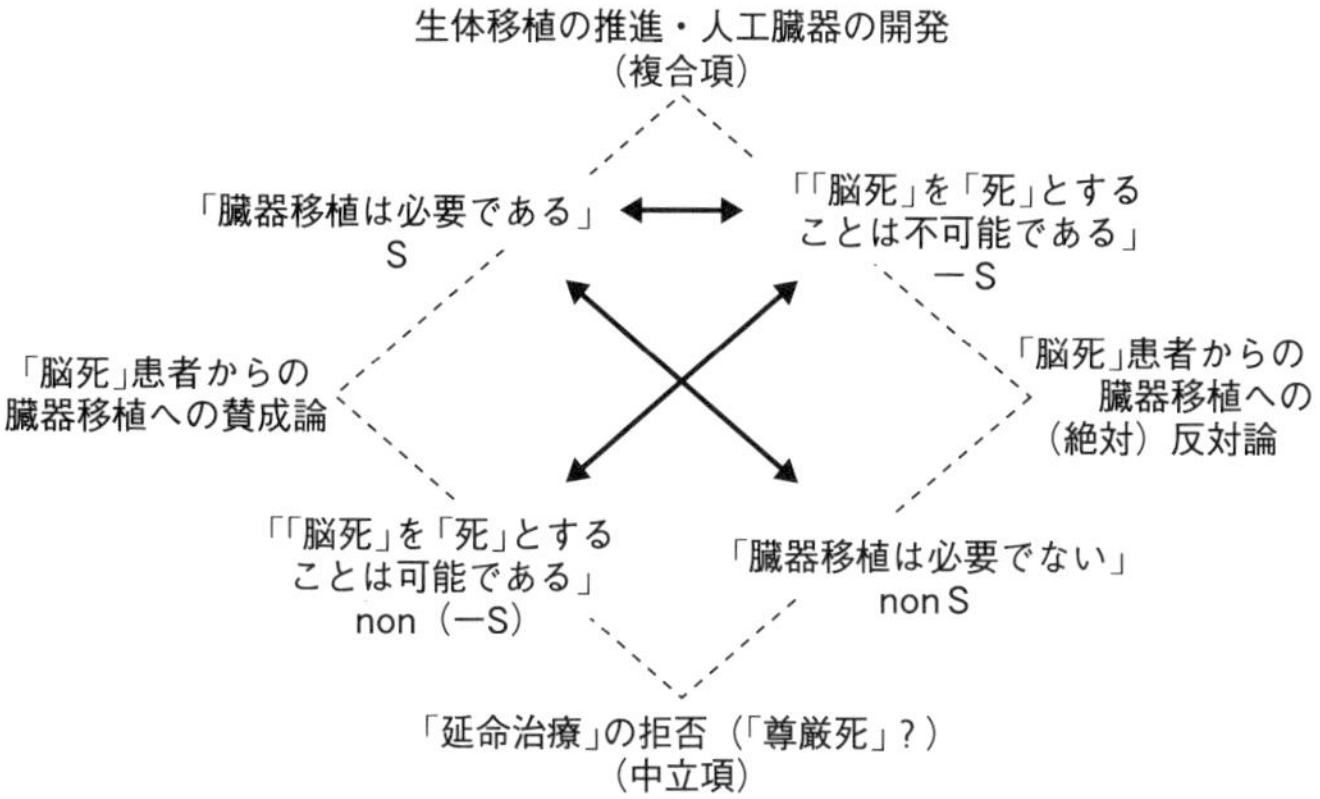

図1　「「脳死」と臓器移植」論争の「意味の四辺形」

「脳死」患者を「死」んでいるとみなすことができるかどうかの可能性の問題だからだ。この二つは論理的矛盾ではないので、この一組の二項対立した命題に加えて、それぞれの論理的否定を考えることで、その四つの組み合わせから、「「脳死」と臓器移植」論争の「意味の四辺形」を作り出すことができる（**図1**）。最初に「脳死」と臓器移植への賛成論から分離した「「脳死」を「死」とすることは可能である」という命題は、この図式のなかで「「脳死」を「死」とすることは不可能である」という主張（反対論の主要な論拠）に対する論理的否定（non（— S））の位置を占めるということがわかる。また、「臓器移植をすることは必要だ」という主張の論理的否定（non S）として、「臓器移植は必要ではない」という命題を分離することができる。

　この「意味の四辺形」での組み合わせを順にみていくことにしよう。まず、「「脳死」を「死」とすることは可能である」と「臓器移植をすることは必要だ」という二つの命題を結びつけることによって、「脳死」と臓器移植への賛成論の典型的議論を作り出すことができる。一方で、「脳死」と臓器移植に対する全面的な反対論としては、図の右端のように、「「脳死」は「死」ではなく、臓器移植も必要ない」という意見を想定することができるだろう。

図の上下に示されている主張は、いずれも最初にあった二項対立を媒介し統合しようとするものである。「臓器移植は必要」であるが「「脳死」を「死」とすることは不可能」な場合の解決策（図の上：記号論では複合項とよばれる）は、現実の論争に当てはめれば人工臓器や生体移植に関する研究や臨床応用の推進である。この方向性は、現時点では不十分だが望みうる理想的な手段として現代の日本においても手放しで賛美されている。とくに人工臓器であれば、「脳死」臓器移植のように倫理的問題を引き起こしたり、臓器不足に悩んだりということは考えにくいだろう。

図の下は記号論では中立項と呼ばれるもので、最初の二項対立の両方に否定的に関わる。この場合は「臓器移植は必要でない」が「「脳死」を「死」とすることは可能」という主張である。臓器摘出はして欲しくないが「脳死」状態になったら延命治療はやめて欲しいなどというケースがあればこれに相当するだろう。ただし、「臓器をもらってまで生きていたくないし、また、（人工呼吸器のような）機械につながれて生きるのは嫌だ」という態度は、一見すると近代医学への拒否のようだが、実は違うということは、ここではっきりと確認しておく。この態度は、「脳死」状態（この場合「植物状態」も含めてもよい）は、機械につながれた「尊厳のない回復不可能な状態」なのだから、その状態で「延命」したくない、という考え方に基づくと考えられる。だが、この前提となる「回復不可能かどうか」という点を決定（診断）するのは、あくまで近代医学とそれを信奉する医療者であって、患者本人や家族はそれを額面通りに受け取っているに過ぎない。また、機械の補助を受けて生きる場合に、「尊厳のない状態での生き方」しか選択できないかのように想像させる近代医療のあり方や現代の社会制度自体は、この視点から抜け落ちてしまっている。したがって、そうした近代医学的価値観に無批判に従っている限りは、図の下の中立項で示した主張は、近代医学を拒否しているとはいいきれない(15)。

以上で概観したように、論理的にみるかぎり、日本の現状での「脳死」と臓器移植に対してとりうる態度のすべては、四辺形の図式の中にもれなく還元することができる。そして、これらの対立を見かけの上では統一している複合項、つまり図の上方にある主張は、この「脳死」と臓器移植問題の解決にぴったりと当てはまる位置を占める。「脳死」を「死」と決めてしまうことなく、臓器移植を行うのはいかにすれば可能か。その答えの一つが、臓器提供者本人の意思による生体移植の推進や臓器提供者を必要としない人工臓器の開発であることは、すでに論じた。それに加えて、心臓のように生体移植が不可能なものについても生体移植の正当化の論理を適用することで解決を図ろうとする議論が「臓器の移植に関する法律（一九九七年）」への対案の一つとして存在していたことも忘れてはならない。これは、「脳死」を「死」と認めるかどうかは触れずに、「脳死」患者からの臓器摘出を本人の同意（自己決定）に基づいた一種の緊急避難として合法化（違法性阻却）しようとする法理論だった(16)。意味素の矛盾を想像的に解決しようという努力という面では、本人の同意さえあれば生きた患者を殺害しても合法とするこのアクロバット的な主張にまさるものはなかった。

「脳死」と臓器移植に慎重・反対の立場をとっていると自称する人々の多くまでもが、さまざまな現実的制約を引き合いに出して、「脳死」患者からの臓器移植を条件付きながらも認めているのは驚くべきことだ。厳密にみて、図の右端に位置するような絶対反対論はほとんど存在しない。「人工臓器の開発の進んでいない現時点では、一部で（生体）臓器移植を治療として行うのはやむを得ない」、「真の意味での自己決定が守られるならば臓器提供を限定的に認めうる」など、そのときに口にする数々の理由（言い訳）はすべて、説得力がありそうにみえる。けれども、渋々の容認の前提となっているはずの「実際には臓器移植は望ましくなく、患者の自己決定権が守られることは難しそうなのだが」という言葉が、議論の表舞台からは（意識的にせよ無意識的にせよ）排除され、「条件付きで容認」という点だけが結論として残されてしまう。

「脳死」を「死」とすることが可能かどうかという議論を不問にして、患者の自己決定という論理で解決する立場が、問題を回避していることは明らかだ。「脳死」を「死」と同様に扱うことが一律に認められれば、日本の保険医療体制のもとでは「脳死」患者への治療を医学的に無意味として打ち切る方向へ経済的その他の圧力が増大することが予測される。その場合の自己決定の現実の選択肢は、「脳死」を「死」と認めるのか、それとも「死」とは認めないが、治療を受けることができず「死」に至るかのどちらかとなってしまう。したがって、自己決定が存在するとすれば、それは「脳死」と「これまでの死」の間の選択ではなく、「（治療なき死への）自由か、（「脳死」を認めた）死か」の二つの間での究極の選択にならざるを得ない。こう考えてみると、「自己決定」の理論は、「「脳死」を「死」とすることは不可能である」という命題を全否定してしまう、もっとも巧妙な「「脳死」を「死」とすること」への賛成論であるとさえいい得る。「臓器の移植に関する法律」の改正論議のなかで、臓器資源の不足への対応策として、臓器移植の提供者となることへの本人の事前の同意さえもないがしろにされようとしている現在（二〇〇七年）、こうした可能性もまた杞憂とはいえない。

ここでもう一度、レヴィ＝ストロースを参照してみよう。「野生の思考」にとって神話の果たしている機能とは、現実の中で直面することができない矛盾を想像的領域で解決することだという。同じことを当てはめれば、臓器提供者の自己決定という生体移植の論理を「脳死」問題にまで横滑りさせるこうした解決策は、まさしくこの想像的解決として、四辺形の図式に示された現実の矛盾から目を逸らさせ、隠蔽する役割を果たしている。その結果、臓器移植を可能とする近代医学的価値観と、「脳死」患者を生命あるものとみなす伝統的価値観との現実的対立、および図の斜め線で示された論理的対立のすべてが、上方に位置する複合項では（想像的に）解消されてしまう。

「意味の四辺形」のねじれ

だが、さらに詳細に検討すれば、図の斜線で示された二つの論理的対立がどのようにして（想像的に）解消されるかには、違いがあることがわかる。まず、― S と non（― S）の対立すなわち「脳死」を「死」とすることが可能かどうかという点は、自己決定の理論によって、（少なくとも表向きは）一律には決定不能のものとして宙づりにされている。これに対して、もう一方の斜線では、臓器移植の必要性という点が、実際の「脳死」と臓器移植をめぐる議論の中では無条件に承認されてしまっている。たとえ、伝統文化との間で多少の摩擦を起こすことはあっても、近代医療の「進歩」は望ましいものであって、臓器移植自体は必要不可欠の医療技術である、という合意が私たちの近代社会の価値観を織りあげているからだろう。論理的にこの主張を否定することはもちろんできるが、実際に否定して「臓器移植は必要ない」と公に主張することは、医学界の支配的多数派はもちろんマスメディアによって禁止されているに等しい。

このために、紙の上に書かれた四辺形とは異なり、現実の中で機能している「意味の四辺形」は、ある種の歪みを受け取ることになる。分析の前提となった意味素S（「臓器移植は必要である」）が、単なる論理的可能性の組み合わせの内の一つではなく、現実には近代医療の中心的イデオロギーとして存在し、近代医療の論理の枠内で思考する限り否定することは不可能であるという事態が意味の四辺形を変形させてしまう。いうまでもなく、これは日本文化の問題でも、西洋文化の問題でもない。ましてや、「脳死」の医学的定義とは何の関わりもない。近代医療という思想において、病を患う人とは故障した臓器をもつ人体のことであり、治療とは人体部品の修理や交換を意味すると信じられているということを反映しているだけだ。

これまで依拠してきたグレマスのモデルは、記号論的なカテゴリーの配置が特定の歴史状況とは無関係に存在しており、それが意味の客観的な見取り図になるという前提にもとづいている。そしてまさしく、「脳死」と臓器移植の記号論的分析が暴き出したのは、現実を構成している論理は、グレマスが想定する論理的可能性の地平とは異なっているということだ。「臓器移植は必要である」という意味素が支配的イデオロギーであることによって、「臓器移植は必要ない」（non S）という項目は、現実の中ではその存在をほとんど消去されている。

日本における「脳死」と臓器移植

さて、ここまでの分析を、日本における「脳死」と臓器移植をめぐる議論の流れに当てはめて解釈してみると、いくつかの論点がさらに浮かび上がってくる。簡単にたどってみよう。

日本での「脳死」患者からの臓器移植が最初に登場したのは、一九六八年の札幌医大で行われた和田寿郎教授による心臓移植によってである（移植を受けた青年は術後八三日で死亡した）。この事例は、その後、マスメディアなどで強い批判を受け、臓器提供者（溺死事故だった）に対しての救命治療が十分であったのかという点やその「死の判定」に対しても疑問がもたれ、殺人罪として告発される事態にまで至った（ただし、不起訴処分）。

だが、数少ない例外を除けば、当時の議論の中心は死生観や死の定義をめぐるものではなかったことに注意しておく必要がある。むしろ問題とされたのは、こうした事例の背景にあると考えられた医師の名誉欲や人命より研究を重視する姿勢（研究至上主義）だった。それ以後、移植した臓器に対する拒絶反応などの問題が当時の医学技術では解決できないため、心臓移植自体に治療としての意義が乏しいことが明確になった。その結果、心臓移植は米国の一部以外ではあまり行われなくなり、一九七〇年代に日本国内での議論はなされなかった。この歴史的経過は、「臓器移植は必要である」という意味素こそが、「脳死」と臓器移植が現実に議論されるための出発点であることを確証している。札幌医大での事例のように、臓器移植が治療として成り立たないという結論に落ち着けば、「脳死」をめぐる議論自体が存在し得なくなってしまう。あるいは、たとえ、議論されても、その力点は異なったところ（医師の名誉欲や人体実験の問題）におかれるのである。したがって、一九七〇年代までは、研究至上主義や人体実験という問題設定での議論はあっても、「脳死」問題は存在していない。

「脳死」と臓器移植の問題が国内で再び議論されるのは、一九八〇年代に心臓などの臓器移植が、強力な免疫抑制剤の開発という援軍を得た結果、標準的な治療として米国を中心に受け入れられるようになって以降のことである。一九八三年には、厚生大臣による私的諮問機関「生命と倫理に関する懇談会」、厚生省「脳死に関する研究班」（八五年に「脳死」判定基準をだした）や生命倫理国会議員懇談会の発足、日本移植学会による「脳死に関するシンポジウム」開催など、形式的に見れば「脳死」と臓器移植を語る制度的な枠組みがほぼ出そろっている。だが、当時の記録を今読み返してみるとき、今日的な「脳死」と臓器移植に関する議論との違いが歴然とする。たとえば、移植学会のシンポジウムの場合、演題のタイトルは「混乱をいかに避けるか」、「理解の土壌づくりを」など、「脳死」を「死」とすることを当然の前提とした上で、それを「無知な一般大衆」にどう啓蒙するかだけが問題となっているからだ。「脳死」が「死」であることに関しては、一部の感情的反対があるにせよ、技術的問題（判定基準の信頼性や死亡時刻記載などの法的整備）を除けば、もはや論じる必要がないといわんばかりだ。ここでおわかりのように、この時点（一九八〇年代初め）までは、マスメディアで議論されていたのは医学界からの新しい科学技術の啓蒙という問題だけだった。つまり、「脳死」と臓器移植それ自身は科学的「真理」の問題であるとされ、人々が遅かれ早かれそれに同意することは当然視されるために、社会問題として論争されていない。そこでは、医学や法学のエリートが大衆をどう導くべきかという問題があるだけだ。その意味では、「脳死」問題は存在していない。

では、今日的な意味で「脳死」と臓器移植が論じられる引き金となったことは何か。本章の最初で紹介したような「脳死」と臓器移植への慎重論の立場が正しいのだと考えるならば、「「脳死」判定基準が科学的でない」とか「「脳死」が日本文化と齟齬を生じた」という意見が出たために、議論がわき上がったことになるだろう。だが、それはまったく事実ではない。ここで私たちが出会うのは、言語の遡及的効果である。すなわち、「脳死」と臓器移植が問題化されてはじめて、「脳死」判定に問題がないか、その死生観に問題がないかを点検するという慎重論の発想が生まれたのであってその逆ではないのだ。

「脳死」と臓器移植を社会問題として焦点化するきっかけとなったのは、一九八四年、筑波大学で「脳死」患者を臓器提供者とした膵臓・腎臓同時移植が行われ、再び殺人罪で告発されたことだった。より正確には、東京大学の「患者の権利検討会(Patient's Right Conference: PRC)」の医師たちなどいくつかのNGOが、殺人罪での告発による裁判も含めて様々の問題提起を行ったことが転機だった。一九八四年九月二七日に行われたPRCの主催する第一回シンポジウムでの基調発言のタイトル「脳死関係者全員の揃った議論を」は、たんなる反対論というよりも論争そのものの開始を告げる行為遂行的次元を明らかに指し示している点で徴候的といわねばならない[18]。一九七〇年代までの研究至上主義に対する批判や一九八〇年代初頭までの科学的啓蒙に関する話し合いとはまったく異なった社会問題としての「「脳死」と臓器移植」論争は、この瞬間に登場した[19]。

もちろん、ＰＲＣの「脳死」シンポジウムの記録を見る限り、議論のすべてが雑然としているという印象は拭いきれない。しかし、その中には、すでに「意味の四辺形」で分析したすべての要素が存在している。しかも、臓器移植に絶対反対し、生体移植はすべて中止すべきだという意見すら欠けてはいない（たとえば、本人も腎不全のため人工透析を受けているクロロキン薬害被害者である横沢軍四郎の発言記録[20]）。さきほど議論した意味の四辺形の歪みという視点からは、「臓器移植は必要ない」という意味素が「脳死」と臓器移植に関する論争が開始された当初は存在していたという事実は極めて重要だ。その後まもなく一九八六年に単行本として出版された立花隆の著作『脳死』に相前後して、医療者や法律家や患者家族以外の多くの知識人や評論家たちが「脳死」と臓器移植や死生観を様々な形で論じるようになった。だが、ＰＲＣシンポジウムも含めてその後の「「脳死」と臓器移植」論争から排除されたのは、まさしく「臓器移植がそもそも必要でないとしたら」という可能性だったからだ。

この点をはっきりさせるために、一つの思考実験をしてみよう。もし仮に、私たちが導き出した「意味の四辺形」の諸要素そのままの議論が現実に行われたとき、そこには何が起こるだろうか。たとえば、「臓器移植という技術は必要なく、「脳死」患者は死んでいない」（「脳死」への絶対的反対論）と考えた場合、「脳死」患者からの臓器移植は、社会的弱者に対する殺人であり拷問のような生体解剖以外のなにものでもない、ということになる。また、もし仮に、本人が臓器提供に同意していたとしても、それは推進論者がえがくバラ色の臓器移植礼賛にだまされたから同意したのであって、詐欺に等しい破廉恥行為が殺人につけ加えられ、推進論者の罪業を倍加するにすぎないとも考えられるだろう。これは、「臓器移植は必要な治療法で、「脳死」患者は死体として臓器資源に利用すべきだ」という推進側の主張とはまったく相容れないものとなる。この立場からは、「脳死」を死と認めない人々は臓器移植の進歩を妨害する許し難い分からず屋となる。

したがって、問題となるのはコミュニケーションでも民主的討論を通じた社会的合意でもない。コミュニケーションの通じ合った議論が行われたとしても、そのことで互いの主張や考えがはっきりとすればするほど、その対立はさらに強度を増すからだ。逆説的なことに、「脳死」と臓器移植の問題が社会問題として論じられ、「社会的合意」の必要性が叫ばれるということが実際に意味していることは社会的合意が不可能だということなのだ。「脳死」と臓器移植をめぐる論争が裁判によって口火を切られていることは、この対立性が、決して言葉の上でだけの矛盾にとどまり得ないことを示している。だとすれば、解決の唯一の可能性は、コミュニケーション的な議論の外側で決着を付けること、すなわち、一方の議論を討論の場から排除することによってではないか。逆にいえば、この排除こそが、「脳死」と臓器移植をめぐる議論が可能となる、すなわち意味の四辺形で示した論理が現実の論争として表れるための必要条件だという結論が導かれる。それが、意味の四辺形の歪みだ。

そして、皮肉なことに、論争の口火を切ったPRCに代表されるタイプの「脳死」慎重論・反対論は、「脳死」と臓器移植が論じられる頻度が増すほど論争の場面からは消え去り、不可視のものとなっていく。こうして矛盾から目をそらすことが可能となって社会的合意は不可能であることが忘れ去られてしまえば、「日常の医療や意思決定の体制などの制度的条件が満たされて、実態についての情報が十分に行きわたれば、脳死や臓器移植の是非も最終的には落ち着くべきところに落ち着くだろうということだ」と呟《つぶや》くほかはなくなる。(21) 饒舌で空虚な議論が行われる中でも、かくしてすべてはうまくいく。一九九七年の「臓器の移植に関する法律」制定まで、そしてその後の展開は、いくつかの裁判や臓器移植スキャンダルをはらみながらもまさにこうして進んでいる。

もし、こんな情況に対して批判的な視線を向けたいのだとすれば、一九八四年の論争の開始時にまで戻って「臓器移植の必要性」そのものを様々なレベルで相対化して再考することが必要となるだろう。だが、これを臓器移植による治療の医学的な効果の問題と誤ってはならない。臓器移植が「科学的根拠に基づいた医療（Evidence-based Medicine: EBM）」かどうかについて医学的・統計学的に判断することと、「臓器移植の必要性」を再考することには何の関係もない。臓器移植の治療としての有効性という問題設定は、あくまで近代医療というイデオロギーを前提とし、その枠内での判断に過ぎないからだ。進歩を必要なものとする近代医学の論理からは、すべての新しい画期的治療法は、最初は失敗するかもしれない実験的治療（先端医療）として登場する。したがって、ある医療技術が現時点で「有効な」治療法として認められているかどうかという問題は、その医療技術の今後の必要性の問題と直結しない。なぜなら、その技術が現時点では科学的に有効ではないとしても、志願者たちの死や障害を乗り越えて進歩することで将来「有効な」治療法へとなる可能性が常に存在しているからだ。(22)

この点を含めて再考するための一つの方法は、思想史や歴史社会学の観点から、進歩を必然とする近代医療の成立（一八世紀前後とされる）の基盤に戻って、「臓器移植」という医療思想を問い直すという方法である。だが、「人間の解剖は、猿の解剖への鍵である」という格言がここにもあてはまるとすれば、近代医療の究極の発展形態である臓器移植に対して内在的・形式的な分析を突き詰めることこそが、もっともラディカルに近代医療を問い直すことになるのではないか。ここでは、歴史的な迂回ではなく、「臓器移植は必要である」という意味素にこだわって分析を進めてみよう。

「脳死」と臓器移植をめぐる二律背反（アンチノミー）

シニフィアンとしての「脳死」という視点にもう一度立ち返ってみる。はじめに検討したように、「脳死」が意味のネットワークの中で初めて意味作用をもつとすれば、「死」そのものについても同じことが当てはまる。「死」もまた、誰かに判定されることによってはじめて「死」となる以上は、形式的に見て、この「脳死」と「死」の間には何の優劣の差もない。ただ違いがあるとすれば、「脳死」とは異なり、「死」はすでに慣習として受け入れられているに過ぎないだけだ。しかし、「脳死」を「死」と等置することに対する反対論では、従来の「死」と「脳死」とはまったく違うできごととして論じられることが多い。典型的な議論では、「脳死」の非人間性と対比して、これまでの「死」は人間的意味に満ちた社会的事象として叙情的に描かれている。

死亡を契機としつつも、死者をめぐる人々に滲み入りながら徐々に到来し、変化し流れていく人々の関係の諸総体、それが「共鳴する死」なのであり、われわれは、生活場面では、このような起伏に富む死を生きている。

（小松美彦『死は共鳴する』[23]）

この「死」に比べれば、近代医療に取り込まれた「死」は「個人閉塞した死」であり、「脳死」にいたってはたかだか脳という一つの臓器の機能不全にすぎない。だが、このように人間主義的で、全体論的とさえいいうる議論のはらむ危険性は、どんなに強調してもしすぎることはない。「死」を規定するとされる「人々の諸関係」の内実が問われない限り、「共鳴する死」を、共鳴を強制するような関係性のもとでの強制された死と区別することができないからだ。社会的弱者に矛盾がしわ寄せされていく社会では、本人が了解し共鳴し納得した上での「共鳴する死」（たとえば高齢者に対する「姥捨て」）が行われることがあり得る。また、その社会の価値観に対して「共鳴しない生」は、存在してはならない生命として抹殺の対象になってしまうことだろう（ナチスドイツによる「ユダヤ人」などへの虐殺）。ドイツでの「血と土の共同体」や日本での「大東亜共栄圏」の例を挙げるまでもなく、外部への排除と内部への抑圧を前提として初めて「共鳴」という「人間の顔をした」ファシズムもまた可能となるのではないか。

しかし、この議論の真の問題点は、近代医学を批判するあまり、過去や伝統社会の「死」を過剰に理想化して美化しているというところにあるのではない。まったく逆で、「死は個々の人間の全体性、さらにはその個人をとりまく社会的関係性の問題で、脳という臓器の問題ではない」というもともとの主張を徹底させようとしない点にこそある。もし、全体性としての人間という立場を極限まで徹底させて、脳が臓器の一つに過ぎないのだと考えれば、「脳死」患者に対しても脳の移植という治療法が考えられるからだ。

誤解のないように確認しておくが、ここでの「脳移植」は、ある患者の脳を救うために、その脳を別の身体に移植するという意味ではない。逆に、「脳死」患者は脳という臓器が傷ついているに過ぎない以上、その患者の傷ついた脳を人工的脳や別人の脳と交換することも「脳死」患者への治療と考えられるのではないか、ということだ。「脳死」患者であっても、その人を「かけがえないもの」(森岡正博[24])として大切にするという視点を徹底化すれば、一つの臓器に過ぎない「脳」を交換する治療をしたところでその人自身としてのかけがえなさには変わりないことになる。こう考えてみれば、「脳死」患者にターミナルケアや看取りを提供することは、脳交換という「治療」を放棄し、そのかけがえない生命を生き延びる価値のない生命として踏みにじることの別名になる。社会的関係性の総体としての人間、あるいは脳という臓器に還元されない全体性としての人間、そうした文言が美辞麗句に過ぎないものか、それとも何らかの意味をもつのかという問いは、この極限を思考することではじめて明らかになる。[25]

この「脳死」患者を脳移植で治療するという状態は、意味の四辺形での分析ではどこに位置づけられるかを考えてみよう。現代社会では脳が精神機能などの中心とされ、パーソン(人格)としての人間の本質と考えられているとすれば、「脳死」患者はもはやその患者本人ではなくなってしまっている存在である。したがって、「脳死」患者に脳移植による治療が必要だという極限的主張は、「もはやその人ではないが、臓器移植が必要である」と形式化することができるだろう。この論理は、これまで検討してきた「(ある人に)臓器移植が必要である」という最初の命題(S)に対する二つのタイプの否定である「「脳死」を「死」とすることは不可能である」(現実的否定—S)と「臓器移植は必要ない」(論理的否定 non S)のいずれとも異なっている。だが、この「もはやその人ではないが、臓器移植が必要である」という命題は論理的に矛盾しているわけではないにもかかわらず、奇妙でばかげたこととして議論のなかに現れることなく排除されている。「（ある人に）臓器移植は必要である」という命題の根拠自体を掘り崩すような無限判断で切り開かれたこの領域は、厳密にカントのいう意味で、命題（S）に対する超越論的な限界付けに重なり合うと考えることができる（すなわち、Sに対する二律背反）。

この点を理解するには、次のような思考実験が有益だ。仮に、あらゆる臓器（脳も含む）が、人体由来の臓器移植によって交換可能と考えてみよう。SF的ではあるが、そうなれば、一つひとつの臓器不全は原理的には治療可能となり、焼死などのように全臓器がほぼ同時に不全状態になる以外、人間は死なないことになる。だが、その場合にも問題が生じる。もし、人間が全臓器の同時的不全状態でしか死なないとすれば、移植のための臓器資源の提供者がいなくなるために、人体由来の臓器移植は不可能となるからだ。したがって、（再生医療技術による臓器工場が存在しない場合）臓器移植が可能となる条件は、少なくとも一つの臓器不全状態が治療対象から外される（つまり、臓器資源となる）ことである。

したがって、「脳死」患者とは、臓器移植の必要性に対する例外状態として、臓器移植治療の進歩が決して到達することのない内在的限界を指し示している。これまで取り上げてきた「脳死」と臓器移植をめぐる論争は、この二律背反を単なる否定（論理的であれ現実的であれ）として読みかえ、忘却することで成立してきたのではないか。たぶん、その過程の中で真に隠蔽されるものは、ある人に対して「もはやその人ではない」と規定することがもつ暴力性なのであろう。

この視点からみれば、インドやパキスタンでの低所得者、アルゼンチンでの「精神病者」、アパルトヘイト体制下での南アフリカでの有色人種、米国での無脳症児、中国での犯罪者（死刑囚）など、ある人々が「脳死」以前にすでに「脳死」患者と同様の〈臓器資源〉として位置づけられる事態が存在し得たことは驚くべきことではない。本章で議論したとおり、記号としての「脳死」は、脳やその障害とは何の関係もなく、「もはや生きた人間ではなく、死体（モノ）として利用できる状態」を指している。

勿論、諸君は
いろいろの場所で
いろいろなたぐいの救助が求められるのをごらんになったが
それはまだそれなしにはやって行けぬ
暴力の支配する状況から生み出されたのだ。
それでもなお私たちは忠告する
この非情な現実に
もっと非情に立ち向かえ、と。そして
救いの要求を生みだした状態とともに
救いを要求することもやめろと。つまり
救助などはあてにするなと。だが、

救助を拒むには力がいる
救助を得るにも力がいる。
だから君たちのなすべきことは、
救助の要求ではなく暴力の追放だ。
救助と暴力とは表裏一体の全体をつくっている。
変えなければならぬのはこの全体だ。

（ベルトルト・ブレヒト「折り合うことについてのバーデンの教育劇(26)」）

第六章　病者の光学——視覚化される脳

「わたくしがかれに話しかけている間、かれの脳の背後で何が起こっているのか、わたくしは知らなかった。」その際、ひとは脳の出来事について考えているのではなく、思考の出来事について考えているのである。
（ウィトゲンシュタイン『哲学探究』(1)）

脳を視る

生きた人間の脳を「視覚化」するという夢、それを、何らかの科学テクノロジーによって解決することが可能なプロジェクトの一つとして、人々の前にはっきりと提示してみせたのは、アカデミックな科学者ではなく、一人の大富豪だった。

ウィリアム・ランドルフ・ハースト、一九世紀末から二〇世紀初頭のアメリカ合州国の新聞、雑誌、映画、ラジオを支配し、ジャーナリズム界に君臨して「新聞王」とも呼ばれた人物であり、オーソン・ウェルズの映画『市民ケーン』（一九四一年）のモデルとしても知られている。一八九六年二月五日、「新聞王」ハーストは、彼の雑誌の読者である大衆の新奇なものに対する欲望をみたす新しい企画のため、「発明王」トマス・エジソン宛に、こんな電信を送った。

ジャーナル掲載用に、人間の脳のカソードグラフ(引用者註:X線写真の当時の別名)をとってもらえないでしょうか。[2]

その前年の一二月二八日に、バイエルンのヴィルヘルム・レントゲンによって学会報告されたX線(レントゲン線)は、生きた人間の骨を写真に撮影する方法として、一八九六年の一月には、ヨーロッパはもとよりアメリカ合州国でも大きな注目を集める最新の科学技術になっていた。組成が未知であるという理由からX線と名付けられたその新種の光線は、人体の皮膚や筋肉を透過して、骨の形だけを白っぽい影として写真の感光板の上に定着させる能力をもっていたのだ。史上最初に人間を写したX線写真として知られるレントゲン夫人の手の骨のイメージは、各地の新聞や大衆向け科学啓蒙雑誌に繰り返し掲載されて、科学の神秘を伝える文化的偶像(カルチュラル・アイコン)となった。「この薄気味悪い写真のリアリズムには、見る人すべてが魅せられるばかりだ」と、当時の雑誌は評していたという。[3]

同時代の大衆文化の想像力のなかでは、X線は骨を写真に撮るだけでなく、建物のなかはもちろん、人体のどんな部分でも自由に見通すことができるのだと考えられる場合もあった。この文化的背景のなかで、実現可能かどうかはともかく、手の骨の写真よりもさらにセンセーショナルなテーマとなり得るのは、ハーストが着目したとおり、「脳」の視覚化だったのであろう。物事を思い出しているときの脳、喜びや悲しみを感じているときの脳、何かを見たりさわったりしているときの脳、あるいは臨死状態にある人の脳を、写真に定着させようというハーストの挑戦は、いま耳にしたとしてもまったく古びていない。脳という器官が精神や意識の座とみなされる限りにおいては、脳を視覚化することがマスメディアにおいて大きく取り上げられる話題であり続けていることに、二一世紀の今日でも違いはあまりないように感じられるからだ。その意味では、現代社会だけをとりたてて「脳の世紀」などと呼ぶことは誤りである。

たとえば、一九世紀の脳解剖学者フランツ・ヨーゼフ・ガルは、パリで刊行した大著『脳を中心とする神経系の解剖学および生理学』（一八一〇―一九年）のなかで、人間の生得的能力を二七に分けて、それぞれを大脳の表面（大脳皮質）と関連づけた[4]。大脳皮質の発達に応じて、その直上の頭蓋骨が発達して隆起すると考えた彼は、頭蓋骨の表面に各種の能力を地図のように描き、その触診によって人間の能力を知ることができるという学説（頭蓋診断学[5]）によってむしろ知られている。また、イタリアの精神科医チェザーレ・ロンブローゾの『犯罪者論』（一八七六年）は、罪を犯すことは遺伝的な生物学的運命であり、犯罪者の多くには脳のしわの形や重量に異常があるという「生来性犯罪者」説を唱えて、世界的反響を呼んだ[6]。その意味での一九世紀もまた「脳の世紀」だったのであり、当時の視覚化の「最新」テクノロジーであった頭蓋骨や脳の標本を収集しようという熱狂的コレクターの出現とそれに対する大衆の興味をもともなっていた。一九世紀末のメディアを牛耳っていたハーストは、その時代の空気を敏感につかみ取っていたのだろう。

さて、レントゲンによる発明を知ったわずか四日後には、すでにニュージャージーの自分の実験室で、自製のX線撮影装置を完成させていたというエジソンは、即座に、ハーストの挑戦を受け入れた。メディアのなかで、このエジソンの実験計画は華々しく喧伝されたものの、頭蓋骨に覆われている人間の脳を、X線によって「視る（視覚化する）」ことは、当時のテクノロジーでは不可能だったことはいうまでもない。ハーストの電信を受け取ってから数週間後、エジソンは脳をX線写真に撮影しようとする実験の失敗をしぶしぶ認めた。

天文学とビートルズ

人間は自らが解決することが可能な問いだけを自らに問うのだとすれば、生きている人間の脳の視覚化という問いが、大衆文化の夢として表現され、テクノロジーの課題として設定された時点で、それは実現へ向けての予定表にのせられたといってもよい。ただし、実際には、ハーストの夢みたつぼみが花開いて、テクノロジーが部分的にではあれ脳の視覚化を実現することができたのは、七五年後の一九七一年、コンピューター断層撮影法（Computerized Tomography）すなわちCTの発明によってだった。

形式的に数学的問題としてみたとき、CTの原理は意外に単純である。ある物体を透過するX線での観測データ（CTの場合は頭を一周して大量のデータを取るのだが）を数値として保存し、数学的に再構成することで、直接には見ることのできないその物体の内部を断面図として示して、視覚化するということである。

この原理そのものは、医学以外の分野でもすでに使われていた数学的手法である。(7) 一九五六年に、天文学者ロナルド・ブレイスウェルは、電波望遠鏡での観測データを再構成して天体の地図を作るために、CTと同じ原理を使っていた（時間的順番からいえば、正確には、この原理を用いてCTが可能になったというべきであろうが）。また、同じ頃に、電子顕微鏡での観察データを再構成して画像とする場合にも使われていたという。

しかし、原理的に可能ということと、現実にCT装置を開発して作動させるということは、まったく別問題である。一九六〇年に、ロサンゼルスの神経内科医ウィリアム・オルデンドルフが、ほぼ今日と同じCT装置の原型を完成させようとしていたとき、友人の物理学者はこうたしなめたという。

そのためには、二八〇〇〇もの方程式を同時に解かないといけないはずだ。あきらめて忘れろ。(8)

CT装置を現実に動かすために必要だったのは、天文学に由来する原理だけではなく、それを現実に計算してくれる良質のコンピューターだったのである。十分な計算能力をもったコンピューターを手に入れることができなかったオルデンドルフは、ついに実用に供し得るCT装置を作り出すことには成功しなかった。だが、その数年後の一九六三年、ボストンの核物理学者アラン・コーマックは、コンピューターの助けを借りて、実験的なCT装置を完成させたのだ。(9) しかし、それは、実験用の高価な研究機器にすぎないものであって、コーマックはその研究を続けて病院での臨床という実用化に至るための十分な研究資金を得ることはできなかった。

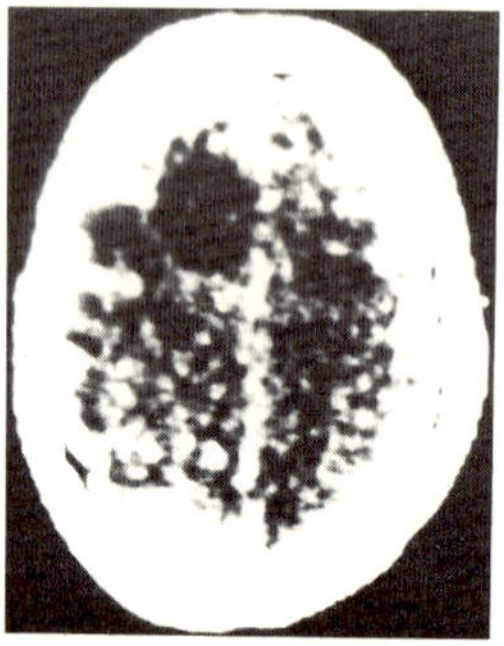

図1　ハウンスフィールドによって1972年に撮影された世界最初の脳CT写真。向かって左の黒い円形の影が、脳腫瘍の嚢胞である（Hounsfield, 1980より）。

だが、ある意味では、これらはCTの前史に過ぎないといってもよい。なぜなら、今日実用化されているCT装置の直接的な起源は、最初に指摘したように、大学の研究室にあるわけではないからだ。一九七一年にイギリスのアトキンソン・モーレイ病院に完成品の形で登場したCT装置は、特許の壁に守られながら、医療検査用の新製品として一企業内で開発されたものである。[10] しかも、最初の発売元となったのは、医療検査用機器専門の企業でも大手電器産業でもなかった。医療機器産業のなかではまったく無名であったEMI社（Electrical and Musical Industries Limited）だったのだ。[11] EMIは、一八九八年にグラモフォン社として創立されたレコード会社の老舗であり、ビートルズのレーベルとして世界に知られていた。一九六〇年代に世界的ヒットを飛ばしていたビートルズは、EMIの総売上の半分を占めていたともいわれる。そのことで利益を飛躍的にのばしていたEMIは、レコードなどの音楽ソフトを中心としながらも、電器部門ではトランジスターやコンピューターの生産をも行って、経営を多角化していた。

さて、医療検査用機器の市場は、X線撮影装置の普及ですでに飽和していると見なされており、既存の企業は高額の研究開発費を投じてまで、新技術であるCT装置を開発することにメリットを感じていなかった。CT装置は、たとえ開発可能だったとしても高性能のコンピューターを組み込んだ装置である以上、大型かつ高額となってしまい、X線撮影装置のよい顧客であった診療所や個人の医師が購入する価格の範囲を超えていると思われたからだ。

おそらく、医療機器産業ではない新規参入の異業種であったことが幸いし、EMIはX線撮影装置の分野でベンチャー企業の役割を担うことになったのだろう。そして、EMIの研究所では、もともとイギリス空軍でのレーダー技術者だったゴッドフレイ・ハウンスフィールドらが、情報処理の研究の応用として、新製品であるCT装置を開発することに成功したのである。[12] 物語的に表現するならば、天体観測に使われていた数学とビートルズのレーベルの資金力との出会いが、CTを現実のものとして生み出したのだ。一台で三〇万ドルと当時の医療機器としては破格の高価格であったものの、新製品として発表されて一年で、CT装置は、ヨーロッパとアメリカ合州国の総合病院や大学病院を相手に六台の販売契約が結ばれたという。一九七九年に、コーマックとハウンスフィールドはCT開発の業績によってノーベル医学・生理学賞を受賞している。

視覚化の変容

人体を視覚化するテクノロジーの歴史のなかで、CTによる人体の断面の提示は一つの転機となっている。なぜならば、そのとき、「視る」という言葉は、肉眼的に見るという文字通りの意味から離れて、テクノロジーと数式に媒介された行為になったからである。[13] 視覚化のテクノロジーとして考えた場合、CTは、X線を利用しているものの、X線写真とは決定的に異なっている。多少、技術的な細かい議論になってしまうのだが、この点をまずは確認しておこう。

X線写真の原理は基本的には一種の影絵をフィルムに定着させたものであり、「視る」という意味では単純である。つまり、X線撮影においては、フィルムに焼き付けられた画像こそがオリジナルのデータということになる。これに対して、CTの場合には、オリジナルの検査結果とはコンピューターに保存された数字の羅列であるデジタルデータであって、視覚化された画像ではない。これは、技術論的にみれば当然のことのようだが、実際問題としてはきわめて重要である。このために、データの表示方法として、人間にとってわかりやすい二次元的な画像を作り出すという数学的処理をどうやって現実に行うかというのが、CT装置開発の最大の難関となったのだ。

かつてのCTには、その検査結果の出力をどういう形で吐き出すかについての二つの選択肢があった。一つは、コンピューターによって処理されて、モニター画面やフィルムの上に提示された脳のスライスの画像であることはもちろんのことだ。もう一つは、数字を打ち出したプリントアウトの紙束であって、当時ならば、一人分のCT検査の結果だけで小部屋いっぱい分にもなったという。ただし、数字の山を「視る」ことは、数学的信号処理の専門家でない限り意味をもたない。

CTという視覚化のテクノロジーによって可能となったのは、数字の羅列されたデータというきわめて抽象的な情報が複雑な数学的操作を経た結果として再構成され、肉眼で見える形での脳の画像へと変換されるということだった。だが、脳のスライスという最終的な視覚化の結果がもっているスペクタクル的な現実感（リアリティー）によって、脳という物体を抽象化して再構成するという複雑な過程は忘れ去られ、「ブラックボックス（B・ラトゥール）」となって見えなくなってしまう。[14] 視覚化のテクノロジーにおいては、何かを可視化することは、別の何かを不可視化することと分かちがたく絡まり合っている。

脳が視覚化されるまでの過程がブラックボックスとなってしまうという状況は、磁気共鳴画像法（Magnetic Resonance Imaging: MRI）において、さらに徹底化されている。そこで、視覚化されるのは、人体（脳のさまざまな部分、脳脊髄液、骨、皮膚など）に含まれる分子（特に水分子）のパターンによって生じる核磁気共鳴（Nuclear Magnetic Resonance: NMR）現象の微妙な差異であって、そのオリジナルの数値データと肉眼で見るということとの間には、まったく共通点はない[15]。それどころか、MRIでの脳画像は、CTを見慣れた医学者たちに受け入れられやすいように、意図的にCT画像の色合いをモデルにして再構成された画像なのである。一九四六年に発見されて以来[16]、NMR現象は生物学というよりもむしろ、化学の基礎研究のための実験ツールであり、応用といえば重化学・石油工業で使用されるぐらいだった。それでは、なぜこのNMRが、人体や脳の化学成分分析ではなく[17]、視覚化のテクノロジーとして用いられるようになったのだろうか？

MRIの開発者の一人で、当時、ニューヨーク州立大学にいた化学者ポール・ラウターバーは、そのアイデアを思いついた経緯をこう説明している[18]。彼は、物質の化学的性質を知る検査法としてNMRを用いていたのだが、そのためには、NMR装置のなかの磁場をできるだけ均一にしておくという必要があった。そこで、化学者たちは、実験を始める前に、あらかじめ化学的性質のわかった試料（ファントムと呼ばれる）を使って、NMR装置がうまく調節されているかどうかをチェックするのが常だった。一九七一年のある日、ラウターバーは、ファントムを使った予備実験中に、NMRのモニター上に磁場の均一性の調節が不十分であることを示す奇妙な線のような模様が出て

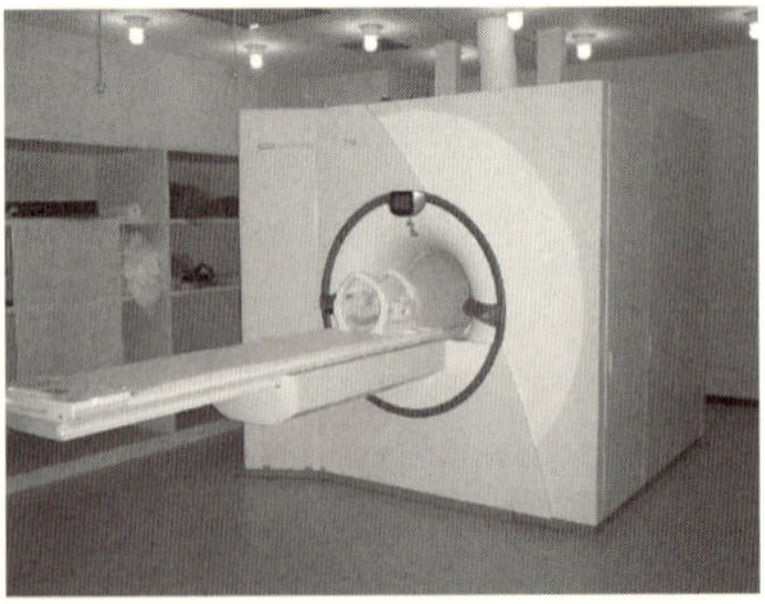

図3　3テスラの研究用MRI装置（京都大学医学研究科高次脳機能総合研究センター・花川隆氏提供）

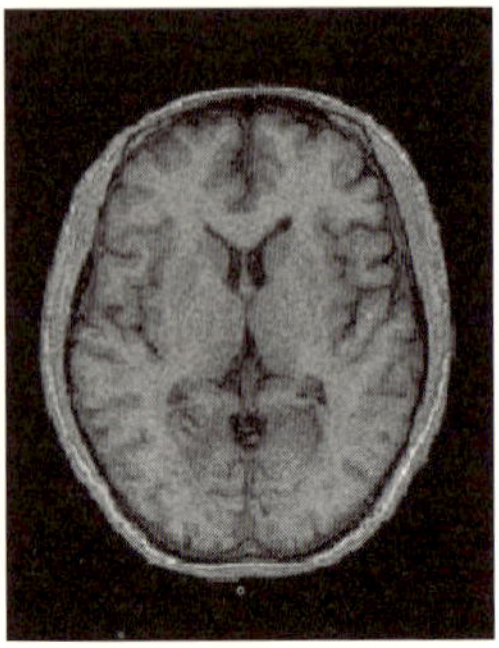

図2　たぶん正常と考えられる筆者の脳MRIの水平断面。

いるのを見つめていて、次のことに気づいたという。つまり、今までは消滅させようとつとめていたこのノイズ、NMR装置内の磁場が均一でないときに現れるノイズを利用すれば、ノイズをだしている物質の位置を計算して割り出すことができるのではないか、ということである。この手法は、ラウターバーによってズーグマトグラフィーと名付けられ、MRI撮影の基本的な原理となっている（だが、彼の命名したズーグマトグラフィーという用語はすぐに忘れ去られた）。つまり、磁場を傾斜させて不均一にしておくことで、NMR現象の違いを地図のように視覚化することができるということになる。MRI発見の物語としては、あまりにできすぎた話という気がしなくもないが、二〇〇三年に、ラウターバーはイギリスのピーター・マンスフィールドとともに、MRI開発の業績（一九七三年）によってノーベル医学生理学賞を受賞している[19]。

いったん、NMR現象を人体の視覚化にも利用できるということが発見されてからは、MRIのテクノロジーの発展とその臨床応用は急速に進んでおり、ミリ単位で、生きている人間の脳の画像を得ることができるまでに達している。

しかし、脳そのものを視覚化することと脳の活動（脳機能）を視覚化することとは、きわめて異なったテクノロジーに属している。CTや（通常の）MRIによって、脳そのもののスライスや三次元に再構成された立体画像を自由自在に生み出すことはできる。そして、その際の視覚化のテクノロジーとは、対象をデジタルデータへと抽象化した上で、それをリアリティーをもった視覚像へとコンピューターによって再構成することだった。だが、そうして得られた画像は、脳のどの部位がどの程度活動しているのかについては何も教えてはくれない。では、脳機能はいかにして視覚化することができるのだろうか？

脳機能を聴く

現在、脳機能を視覚化するテクノロジーとしては、ポジトロン・エミッション断層法（Positron Emission Tomography: PET）あるいは機能的MRI（functional MRI: fMRI）と呼ばれている手法が用いられることが多い[20]。これらのテクノロジーが最終的に生み出す画像はよく似たイメージであって、脳のスライスや立体として表現された脳の表面や内部に赤や黄色の鮮やかな色彩によって、活動している脳の場所が示されたものである。雑誌やテレビで、そうした映像をごらんになった経験がある方も多いだろう。

PETにせよfMRIにせよ、脳機能の視覚化の原理は、次のような脳機能と脳血流の関連性に基づいて成り立っている。[21] まず、脳の特定の部位が「機能しているとき（活動時）」には、「機能していないとき（安静時）」にくらべて、神経細胞同士の情報伝達がより密に頻繁に行われ、その結果としてより多くのエネルギーを消費する。このエネルギー消費の増加への生理的反応として、一秒あまり後に、エネルギー源や酸素を運搬している脳血流が、一時的にその脳部位の局所でだけ増加する。この脳血流量を精密に計測することができれば、活動時と安静時を差し引きしてその差異を知ることが可能となる。そして、この血流の差異の大きい場所ほど、脳のなかでよく活動していた場所だということになるだろう。[22]

最終的に視覚化された脳機能の画像では、脳のさまざまな部分が光り輝いており、きわめて印象的なものとなっている。それまでの工程は、脳科学者の実験室のなかで行われて、外部に対しては ブラックボックスとなっているわけだ。ここで、ほんのわずかブラックボックスのふたを開けてみるだけでも、「脳機能の画像」なるものが、脳内現象としての神経細胞の活動からどれだけたくさんの過程を経ているのかが理解してもらえるだろう。ただ、この点については、ＰＥＴやｆＭＲＩという脳機能の視覚化のテクノロジーの歴史をたどった後にもう一度、あらためて詳しく考えてみることにする。

脳のさまざまな場所の血流量の差異を計ることによって、脳機能を視覚化することができるのではないか、というアイデア自体は、すでに一九世紀末には存在していた。心理学者ウィリアム・ジェームズは、その主著『心理学』（一八九〇年）のなかで、すでに「大脳皮質のどの部分でも電気をもって刺激すれば、呼吸及び循環に変化を生ずる」ということを述べている。[23] さらに、たんに現象としてではなくその生理学的メカニズムにまで踏み込んで、脳機能と血流の関連をよりはっきりと指摘したのは、イギリスの生理学者チャールズ・シェリントンだった。彼は、一八九〇年の論文のなかで、動物実験での成果から次のように結論づけていた。

こうした反応にみられるように、脳には、機能的活動が脳の局所で変動するのに合わせて、その部位の血流の供給を変化させることのできる内的メカニズムが存在している。[24]

脳機能を視覚化するテクノロジーの原理としてみるとき、このアイデアこそが、現在使われているPETやfMRIの基礎付けとなっているといってもよい。だが、脳の活動と脳血流の間の密接な関係を、生きた人間の脳で異論の余地なく示した最初の実例は、逆説的なことだが、コンピューターやX線などの視覚化のテクノロジーをまったく用いていなかった。それどころか、そもそも視覚にすら頼らず、ただ注意深い脳外科医の耳によって聴きとられた一人の患者の症例報告だったのである。それは、一九二八年に、脳外科レジデントであったジョン・フルトン（後に大脳生理学者として有名）の診た二六歳の水夫ウォルター・Kという患者についてのものだった。[25]

ものの見え方の異常（右同名半盲という神経症状）を訴えて、ウォルターはボストンのブリガム病院に入院した。手術にあたった脳外科医ハーヴェイ・クッシングが開頭したところ、それは脳の後部（後頭葉）のかなり大きな動静脈奇形で、出血の危険があるため手術不能であるということが判明した。そのため、クッシングは、後頭部の骨を取り除いたままに、動静脈奇形を閉塞させることなく、手術創を縫合した。結果として、頭蓋骨の欠損したウォルターの後頭部からは、頭蓋の内部の後頭葉の異常な血管に由来する脈拍（血管雑音）を聴き取ることができたのである。[26]

簡単に確信できるようになったのは次のことである。暗い部屋で長いあいだ安静にしていた後に、患者が眼を使い始めると、その血管雑音は即座にはっきりと分かるほどに強くなった。

フルトンの報告によると、視覚を刺激された場合にのみ、血管雑音は大きくなり、嗅覚や触覚の刺激ではまったく変化しなかったという。ちなみに、彼の病気があった後頭葉という脳部位は視覚の中枢であることが知られている。つまり、視覚によって脳の後頭葉が活動するならば、その場所での脳血流量が増加して、その結果、動静脈奇形から発生する血管雑音も大きくなるというメカニズムであると推測されたのである。

聴き取られた音調の差を視覚化するために必要なのは、CTやMRIによって脳という臓器を視覚化するテクノロジーとは異なったものでなければならないことは明らかだろう。脳機能を視るためには、脳そのものという固体をスナップショットで捉えるのではなく、脳機能と密接な関連がある脳血流という液体のダイナミズムを視覚化するテクノロジーが必要とされたのである。[27]

ひき肉に気をつけろ

著名な核物理学者エルンスト・ラザフォードのもとで学んでいたジェルジ・ヘヴェシは、自分のいる下宿で毎晩出される食事の献立に疑問をもち始めた。そして、ある実験を秘密で試してみることを思いついたのである。一九一一年、とある日曜日、彼は、食卓に出されたミートパイの食べ残しに、実験室から持ち帰った少量の放射性物質を分からないようにこっそりと混ぜておいたのだ。次の週の水曜日、彼は実験室から、今度は放射能探知機を持ち帰り、夕食ののった食卓の上を探ってみた。すると、その日の夕食のメニューの一つだったひき肉のスフレに対して、探知機は大きく反応したという。つまり、数日前に放射性物質で標識されたミートパイの食べ残しが、今度はスフレの詰めものに姿を変えて食卓に戻ってきていたということを突き止めたのだ[28]。ヘヴェシは、この実験そのものによってではないものの、ほぼ同じ原理を植物に応用した研究によって、放射性物質による標識を用いたトレーサー（追跡）法を発見したとして、一九四三年にノーベル賞を受賞した。

夕食の材料となったひき肉と同じように、人間の血液そのもの、あるいは脳に吸収されやすい物質に放射性物質の標識をつけることによって、脳血流や脳機能を視覚化するという手法が、PETやシングル・フォトン・エミッション断層法（Single Photon Emission CT: SPECT）と呼ばれている方法である[29]。放射性物質の半減期が短い（分解する早さが速いために被験者の被爆が少ない）という理由から、SPECTよりもPETの方が脳機能の測定にはよく使われている（SPECTに使う放射性物質の方が扱いやすいため、臨床的には脳疾患の診断によく使われているのだが、本章では取り上げない）。なお、PETによって脳機能を視覚化する方法にはいくつかあるのだが[30]、脳血流を標識する際には水が使われることが多い。もちろん、ただの水ではない。水の分子に含まれている酸素を酸素の放射性同位体に取り替えた特殊な水を、ごく少量だけ人間の血液に注射することで、血液に標識をつけ、体内での動きや分布を追跡できるようにしてあるのだ。

さて、次に必要になるのは、脳のなかに流れ込んだ血液中の放射性物質を視覚化してその変化を追跡するテクノロジーである。ここで使われたのは、基本的にはCTと同じ数学的手法だった。CTの場合には頭部の外から照射して通り抜けてきたX線を検出するのだが、PETの場合には脳の内部の放射性物質から発生しているガンマ線を検出するという点で違いはあるものの、大量の数値データから直接は観察できない画像を再構成するという方法論は共通しているからだ。CT装置開発の四年後の一九七五年、ワシントン大学のマイケル・テル＝ポゴシアンとマイケル・フェルプスは、脳内の放射性物質を視覚化するために、CTの原理を応用して、実用的なPET装置を開発した[31]。

一九八〇年代半ば以降には、この水トレーサー法を用いたPETによって、脳血流の差異を測定し、脳機能を視覚化するというテクノロジーは脳科学の領域で広く使われるようになった。しかし、PETには、いくつかの欠点があった。一つは、トレーサーとして用いる放射性物質を生産するために、PET装置だけではなく、サイクロトロンという大型で高額の設備が必須だったということである。そのために、サイクロトロンとPET装置を備えた大学や研究施設や病院の数は世界的にみてもきわめて限られていた。もう一つは、PETは放射性物質を用いた手法であるために被験者が少しではあるが被爆するという点である。そのため、健康への被害の可能性を最小限にするために、同じ人間を対象として何度も繰り返すことには限界があったのだ。放射性物質を使わずに磁気的な性質の違い（NMR現象）を応用して脳血流を標識できる方法はないか、ということで期待されたのがＭＲＩであった。

さて、ＭＲＩによって脳機能を測定する手法（ｆＭＲＩ）において、脳血流を標識するために使われたのは外部から体内に注入された薬物ではない。これは、ＰＥＴと比較した場合のｆＭＲＩの最大の長所の一つであって、被験者が疲れない限りは、何度でも同じ実験を繰り返して脳機能を計測することを可能としたのである。ｆＭＲＩにおいて、脳活動（主として脳血流の差異）を視るためのトレーサーとして使われるのは、血液の中の赤血球に含まれる成分の一つデオキシヘモグロビンであった。鉄を含むタンパク質であるヘモグロビンは、周囲の条件によって酸素と結びついたり離れたりする性質をもっているために、体内で酸素を運搬する役割を担っている。そして、ヘモグロビンが酸素と結びついた状態（オキシヘモグロビン）と酸素を離した状態（デオキシヘモグロビン）では、磁化されやすさの程度が大きく異なっていることが以前から知られていた[32]。一九九〇年に、ＡＴ＆Ｔベル研究所の研究員だった小川誠二は、この現象をＭＲＩによって定量的に計測する方法を発見し、ＢＯＬＤ（Blood Oxygen Level Dependent）信号と命名した[33]。その際に、ＢＯＬＤ信号の応用可能性について、次のように述べているのだが、その予言はｆＭＲＩの隆盛によってまたたく間に実現したのである。

ＢＯＬＤ法は、ＭＲＩに新しい手法を付け加えただけでなく、ＰＥＴと同様の局所神経活動に関連した測定法を開発する技術へ向けての一助となるだろう。

ブラックボックスを覗く

これらの多様な視覚化のテクノロジーによって作り出される彩色された脳画像を眺めるとき、われわれは、何を、どんな脳内現象を、「視ている」のだろうか？

もう一度、この問いに立ちかえってみることにしよう。視覚化されているのは、直接的には、fMRIであればBOLD信号の差異、PETであればガンマ線量の差異である。最初に簡単に原理を説明したとおり、異なった心的現象が起きているときのBOLD信号やガンマ線量の変化は、脳血流の変化を反映し、それは脳のエネルギー消費の変化を反映し、それは脳の神経細胞の活動の変化を反映しているとされる。[34] そして、ここが一番重要なところなのだが、神経細胞の活動の変化は心的現象のダイナミズムを反映しているとされるわけである。この脳の出来事から思考の出来事への跳躍する最後のポイントが、哲学的にみたとき原理的な困難をはらんでいる。[35]

だが、このいわゆる「心脳問題」を論じる以前に、視覚化のブラックボックスを開いてのぞき込み、そこで注意されるべきいくつかの問題点を指摘しておくことにしよう。それは、脳内現象を「視ている」ときに、われわれが何を「視ていない」のかという問いに結びついている。

まず、さきに、脳機能の視覚化のテクノロジーの原理とは差異を可視化するテクノロジーであると言ったことを思い出してもらいたい。脳機能画像として美しく彩色された脳のスライスをみるとき、われわれは色づいて光っている場所だけが、心的活動とともに活動する脳の場所だと誤って考えてしまいがちである。しかし、繰り返すが、ここで脳機能として可視化されているのは、ある心的活動をしているときとしていないときを比較して、より強度の脳活動が存在した場所のことに過ぎない。したがって、脳機能の視覚化によって不可視とされた場所（明るく彩色されていない脳部位）とは、脳活動が心的活動の違いによって差異を示さなかった場所であって、活動をしていなかった場所ではない。つまり、可視化とは、言い換えれば、脳活動そのものが存在しているとしても、それが心的活動にともなって変化しない限りは、その脳活動を不可視化するテクノロジーなのである。厳密に論理的な表現をするならば、脳機能の視覚化において光っていない場所とは、その特定の視覚化のテクノロジーによっては、その場所での脳活動と心的活動とが関連しているかどうかが分からなかった脳活動の存在している場所であるとみなされなくてはならない。

もう一点、気をつけておく必要があるのは、脳活動という言葉それ自体がすでに不可視化された一つのブラックボックスであるということである。脳科学において同じ「活動」という用語が使われているものの、脳のある部位が活動しているという器官レベルでの現象と、その場所にある神経細胞群の一つひとつの神経細胞がどのような活動をしているかという細胞レベルでの現象とは同じではない。神経細胞一つひとつでの活動の記録を行った場合には、神経細胞同士の連絡（シナプス）は、興奮性の場合も抑制性の場合もあり得ることが知られている。このどちらを反映しているかによって脳活動の結果は正反対になり得る。

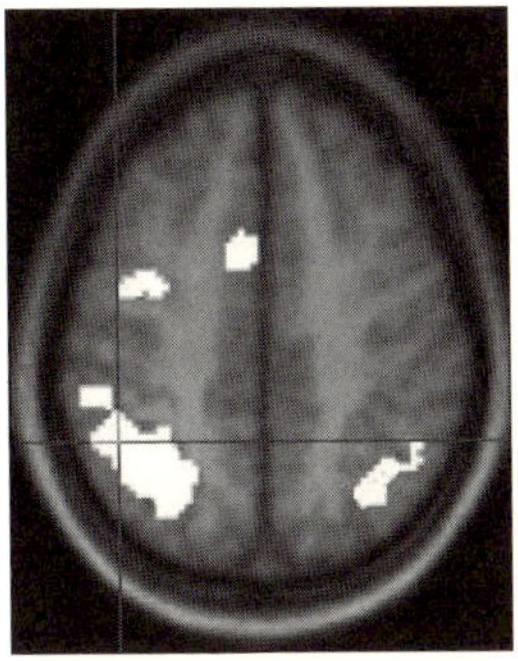

図４　漢字熟語を健常被験者が黙読しているときに活動している脳部位を示したfMRI画像（未発表データ）。白く光っている場所が、BOLD信号が増強した場所である。向かって左（左半球）により強い活動が観察される。

また、活動に伴って放出される神経伝達物質のちがいによっては、同じ場所での神経細胞活動であってもまったく違った働きを果たす場合がある。それどころか、ある有力な仮説（結びつけ理論）では、（現在の脳活動として視覚化されている）神経細胞群の活動の量の多寡ではなく、それらの活動の同期性の程度こそが、重要だとされている。[36]

三つめの、そして最も根源的な問いは、心的活動として視覚化されるべきものは何か、という問題である。すなわち、生物学的な脳という器官に探し求められるべき生得的な心的能力、あるいは脳内現象や脳機能として脳の内部に位置づけられるべき心的活動や機能は、そもそもどのようにして心的なものとして見いだされたのか？

この問いは、論理的に考えれば明らかなように、脳機能の視覚化のテクノロジーがどんなに発展したとしても、そうしたテクノロジーによって答え得る問題ではない。なぜなら、ある種の心的活動や機能を、独自の心的なできごととして見いだして定義することは、それを脳のできごととして視覚化するための前提に他ならないからだ。

タン、タン

おそらく、この点はまた、脳機能を視覚化するテクノロジーのもつ方法論的な限界とも関わっている。つまり、PETにせよｆMRIにせよ、どんな最先端の科学テクノロジーを使ったとしても、そこで脳内現象として視覚化されているのは、心的なできごととたんに相関性をもった脳活動に過ぎない。ある心的できごとAが起きているときには、それにともなって脳内現象Bがいつも生じているという観察結果をいくら積み上げたとしても、それは、AがBと同一であるということも、BがAを生み出しているということも証明することはできない[37]。

しかしながら、脳内現象と心的活動との間の強い意味での対応関係を脳科学が主張するためには、そのあいだで何らかの因果関係が設定されなければならない。脳の内部に位置づけられるべき心的活動や機能を見いだすために、脳科学がパラダイム的方法論としたのは、事故や病によって、脳の特定の場所に損傷や障害をもった人々において、失われることがあり得る心的活動や機能を精密に観察するという手法（つまり、脳内現象Bが存在しないときには、心的な出来事Aが生じない、ということ）であった[38]。

神経学の祖の一人であるジャン・M・シャルコーの『大脳局在に関する講義』（一八七六―一八八〇年）は、一〇〇年以上前でありながら、人間を対象とする脳科学の原理を驚くほど明確に述べているという点で、多少長くなるが引用するだけの価値がある。

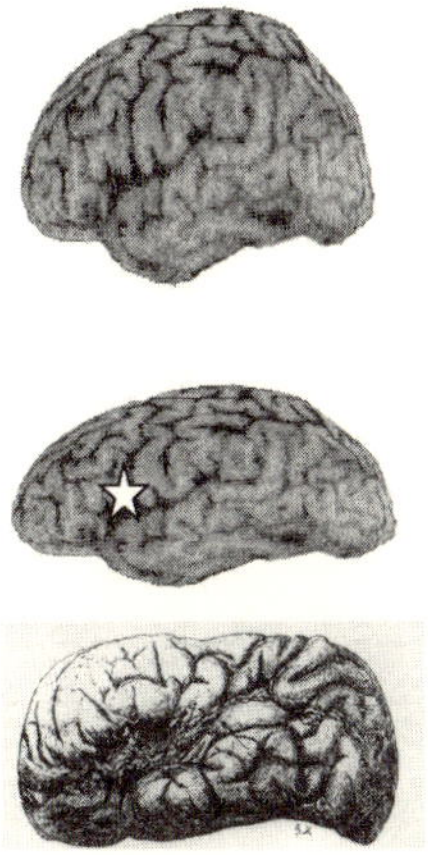

図5　ブローカによって報告された症例「タン」の脳標本の左半球（下、萬年甫、岩田誠編訳『神経学の源流3　ブロカ』81頁）。前頭葉の下部に病変がみられる。たぶん正常と考えられる筆者の左半球の三次元再構成画像も示す（上）。死後の脳標本は変形しているため、比較しやすくするため、筆者の脳を押しつぶし、病変に相当する場所に星印を付した（中）。

ある命題に到達するためには我々は正常態の解剖学や実験生理学、ならびに器質性病変の系統的で綿密な検索によって支えられる臨床的観察などから得られるデータに繰り返し訴える必要がある。ことに後者のデータについては、常にもっとも重要かつもっとも決定的な役割を付与せしめるべきであることはいくら強調してもし過ぎることにはなるまい。何故なら、たとえ前者のデータが局在という点でしばしばより上をゆくものであるにしても、少なくとも我々の特殊な研究対象である人間に関する限り、後者のデータのみが最終的判断を可能にし、また確かな論拠を提供してくれるものであるからである。[39]

脳損傷患者でその喪失が確認できる心的活動や機能のみを対象とするということを、脳科学が理念的目標とする限りにおいて、良かれ悪しかれ「意識体験」というハード・プロブレムの入り込む余地はそこにはない。[40]こうしたある意味で禁欲的な方法論の端緒となったのは、一八六一年の四月一八日、パリ人類学会での外科医ポール・ブロカの発表だったとされている。[41]彼は、その前日に剖検したばかりの失語症の患者の脳をそこで提示した。その患者は靴型製造人だったが、三〇歳頃から意味のある文章を発話することができなくなって以来、ビセートル病院に二〇年以上ずっと入院していた。「タン、タン」という言葉しか発することができなかったが、人の言うことはだいたい理解し、自分の意志を身振りや声の調子で伝えていたという。通称「タン」と呼ばれたこの患者は五一歳での死後にブロカによって解剖され、その脳には古い病変（左の前頭葉の脳軟化）が発見された。このことから、ブロカは、発話の喪失は大脳前頭葉の損傷の結果であると結論し、正常な言語の発話能力は脳の特定の場所すなわち大脳前頭葉に局在しているという仮説を主張したのである。

Ecce Homo

科学哲学者ジョルジュ・カンギレムは、近代の生物学の成立に関する歴史研究のなかで、異常を名指すという行為は正常を理解する知に先行している、ということを指摘している。

異常は、a-normalである以上、正常の定義の後にくる。それは正常の定義の論理的否定である。……しかし、この否定は、否定操作に、つまり異常性により要求される修正作用に従属している。だから、異常なものは、論理的には後にくるが、存在としては先だと述べることに、何の不合理も存在しない。（『正常と病理』(42)）

「タン」と呼ばれた男にしても、ブロカが正常言語の局在を論じる脳科学を創始し、彼の病いをアフェミー（現在の失語症の一型）と名付ける二〇年以上前から、ビセートル病院に収容されていたのだ。

その意味で、心的なできごとに相関する脳内現象を見いだそうとする意志と、脳を「視覚化」するというテクノロジーの両者を根底で支えているのは、正常と異常を社会的に分割するとともに異常や障害を病者個人の身体の中に探しだそうとする知＝権力なのである。もはや言い古されたことではあるが、近代西欧社会に由来するこの知＝権力は、人間自身を認識の対象としている科学であり、個人を規範化する規律＝訓練の制度＝施設である、と言い換えてもよい。あらためて確認しておかなければならないのは、「正常なもの」を規範とする価値観は、社会的現実においては、ある種の多様性を、異常なもの、病理的なるものとして名指して排除するという制度と実践、すなわち患者とされた人々の病院への閉じ込めにこそ歴史的に基礎づけられているという点だ。

とはいえ、こうして見いだされた〈病者の光学〉は、いまも発展しつつある脳科学のまなざしに光を与えたとはいい得る。だが、この光は、健常者である医学者たちの探求心を導いたのと同じ明るさで、病いの苦しみを感受する者自身の経験の独特な質のありようを照らし出しているわけではない。近代医学のまなざしという制度がもつ容赦ない一方向性を、若き日のミシェル・フーコーは「人に見せられることを求めているのではなく、苦痛を和らげてもらうことを求めている、悩める肉体に対する暴力」と手厳しく評していた[43]。

逆に、言葉をもたない受苦者のまなざしに、ブロカをはじめとした脳科学の創始者たちの姿がどう映っていたかを知る可能性はもはや失われている。もし仮にたずねてみることができたとしても、ただ「タン、タン」という答えが返ってくるばかりだったろう。だが、ビセートル病院に響いた言葉とも舌打ちともつかない奇妙な叫びは、脳科学者たちにとっては失語の症状に過ぎなかったにせよ、今ではその脳標本のみが残されている「タン」と呼ばれた男と周りの人々の社会的関わり合いの中では、豊饒な意味と多様な質的経験の諸相を尽きせず開示し続けていたのかもしれない。

彼にどんな質問を向けても答えは常に「タン、タン」であったが、これにきわめて変化に富む身振りをまじえて、彼の考えていることはほとんど表現できた。(44)

III 〈恐怖〉のイデオロギー

第七章　がん恐怖症

がんはなぜ「告知」なのか

生きていること自体が耐えられない苦しさだった。深夜、家をでた彼女は、真っ暗な道をとぼとぼと歩き、死に場所を求めた。…「もう発狂状態でした。いつ再発するかも知れませんし、夫のことも、子供のことも私の頭の中にはありませんでしたね」と彼女は述懐する。

（大野芳『がん生還者の記録』[1]）

早期発見と早期治療によって治癒する場合があるということが強調されているとしても[2]、「がん」という病名にはある種のまがまがしさがある。読者の多くも、「がん生還者」が自分につけられた病名「がん」に対してもった恐怖には共感するにちがいない。確かに、がんは恐い病気の代表と見なされている。しかし、がん以外であっても「病気」とは、すべて何らかの意味で恐いものではないか。私たちが心身の不調があったときに、たとえそれが直接的に苦痛をもたらすものでないとしても、放置せずにわざわざ病院まで足を運ぶのは、まさに病気が一般的に恐いからであろう。だが、それだけではなく、がんが呼び起こす恐怖の中には、他の病気とは異なった何か特別なものがある。そのことが最も象徴的に示されているのが、医師が患者に対して病名を告げるという行為が、がんの場合には、診断でも説明でも情報提供でもなく、特別に「告知」と呼ばれているという事態である。がん以外で告知という言葉が使われるのは、エイズなど一部の感染症、遺伝性疾患や致死的な疾患などの場合だろう。

もし、あなたが何かの不調、例えば咳が続くということで心配して、診察室へと足を踏み入れたとしてみよう。診察に続いて、血液やレントゲンあるいはＣＴやＭＲＩの検査の結果、「ただの風邪です」、「肺炎を起こしているようです」、「肺結核の疑いがあります」、こうした説明を医師から受けることになる。病名についての説明を聞いた患者の心の中に浮かぶのは、どことなくほっとした感じであることが多い。もちろん、肺結核などという病名を聞いたならば、長い闘病生活を考えて多少は憂鬱な気分になるかも知れないが。一般的にいって、自分の心身の不調という経験に、病気なり何なりのレッテルが言葉によって貼られると人間は安心する。逆に、病院にかかっても、病気の説明をきちんと受けることができなかったり、「気のせいだ」などといわれて追い返されたりすると、何となく不満感が残る。身体のどこかの痛みがあって受診し、鎮痛剤を処方されてそのおかげで痛みが取れたとしても、「原因不明」で病名がはっきりしないならば、身体の苦痛はとれても心のなかの不安は完全には払拭されない。

咳が続くという症状の例で言えば、「あなたは肺がんです」、検査結果が出そろっての開口一番、医者が患者に向かってこんな言葉をなげつけるという事態は、現在の日本の病院ではまれだ。それは、がんという病名とそれが意味するものがあまりに恐ろしいものなので、普通の人間ではそれには耐えられないと多くの人が考えているからだ。病名がはっきりすることで人は安心することが多いという一般的な原則の例外が、がんという病名だ。がんという病気が恐いと共に、いやそれ以上に、がんという病名を聞くこと自体が恐れられている。だからこそ、がんという病名を知らされることは「告知」という特別のネーミングを施されているのだ。しかも、多くの場合、かつては（現在でも一部では）日本でのがん告知とはまず家族に対して病名を知らせることであって、（病名自体があまりの恐れをかきたてる為に）患者本人には原則として隠し通されることが好まれていたのである。現在でも、「がん」という病名を医師が患者の前で直接的に口にすることを避けるために、「腫瘍」、「悪性の腫瘍」、「できもの」などの単語が使われる場合がある。

では、なぜ、がん（を代表とするいくつかの病気）だけが他の病気と違って、「告知」が必要な病気とされるほどに特別視され、恐れられねばならないのか。

特別の病気としてのがん

がんのターミナルケアの専門家なども含めて医療者たちは、がんという病気が他の病気と比べて特殊な性質を持つ病気であることを強調してきた。その最大の特徴の一つとされるのは、がんという病気が苦痛と結びつけられていることである。がん自体に伴う苦痛はもちろんのことだが、治療のための外科的手術も苦痛であるし、化学療法や放射線療法の副作用（吐き気や体のだるさ）もそこに付け加えられる。近代医学においては、苦痛の経験などの主観的症状は客観化して数値で表現することが困難なために、軽視されがちである。「良薬、口に苦し」ではないが、とくに、治療に伴う一時的な苦痛はそうだ。たとえどんなに苦しい治療法であっても、それで生命が延長するならばやむを得ないという価値観があるからだ。麻酔法が開発される以前の外科手術（医学史では「英雄医学」時代ともいわれる）では、助手が患者を押さえ込んで、手術の痛みのために患者が暴れないようにすることが行われていた。がん治療において積極的治療ではなく、痛みをとるための治療を重視するとされるホスピス[3]のような施設が、近代医学とは別の選択肢とみなされる背景には、痛みを経験している病人ではなく臓器の切除や治療に邁進する近代医学への不信感があるだろう。

もう一つは、がんという病気の予後の悪さ、つまり、決め手となる治療法にはっきりとしたものはなく、早期がんを除けば、がんという診断が下された場合、それが原因となって死亡する確率が非常に高いとされる点である。この点をさらに進めて、文化人類学者の波平恵美子は『脳死・臓器移植・がん告知』[4]の中で、死因の統計資料を分析して、問題はがんによる死亡率自体よりも死亡者の中でのがんで死ぬ人の率であることを指摘し、「人があまり死ななくなった時代にそれ（引用者註：がん）によって死ぬ人の割合が高いので「恐い」のである」と述べている。

苦痛や死と密接に結びついているという理由からがんが恐れられているのだとすれば、その恐怖を取り除くための方法は、原理的には非常に単純だ。つまり、医学が進歩してがんの治療法が開発されれば良いわけだ。現在のところ、そんな万能の治療が見つかる見込みが少ないというのであれば、早期発見・早期治療[5]すればがんは決して恐ろしい病気ではないことを大衆に啓蒙し、がんに伴う苦痛だけでも取り除く方法（ペイン・コントロール）を開発すればよいということになる。もちろん、これは原理的にはそうだというだけであって、実際には多くの医療者が努力していても実現するには難しいことなのだが。

日米間の差異

こうした発想をする人々がしばしば理想化して語るのが、欧米とくにアメリカ合州国の状況である。たとえば、第四〇代大統領ロナルド・レーガンはその任期中（一九八一―九年）にがん（鼻の皮膚がん）になったがそのことを自ら「笑いながら」公表しており、このことに対して「「レーガンの政策には反対だけど、彼のがんに対する態度には拍手」というアメリカ人が多い」という[6]。この態度を、同じ一九八〇年代に、膵臓がんという正確な病名について多くのマスメディアが沈黙するなかで、また本人も病名の告知を受けないままに「崩御」した日本の昭和天皇と比べてみるなら、確かにその違いははっきりしている。ただし、現在の天皇の場合に、二〇〇二年末に前立腺がんであることを公表し、翌一月には外科手術を受けている。この際には、通常どおりの「告知」が行われたというから、日本でのがんに対する態度も変化しつつあるのだろう。

このように、がんという病名の告知が、従来の日本では患者本人には積極的にはなされなかったことは、日米間の文化の違いとして解読されることが多い。すなわち、日本での医者患者関係が互いに相手の「甘え」に基づいたものになっており、欧米流の明文化された契約関係ではなく、ある種の共同体的な共感関係を理想としているためだなどという主張がなされる。政府の諮問機関である生命倫理懇談会（一九八三年四月発足）の議事録のなかのがん告知の問題を扱った章のうち一節は「日本的特性」を指摘することに割かれている。[7]「伝統」ある天皇家ですら、がん告知に対する態度が一九八〇年代以降に一変してしまったわけだから、医療行為の慣習に影響する「日本的特性」など底の浅い変化しやすいものに過ぎなかったのだろう。そもそも、がんに対する恐怖感は日本に独自なものではない。

まず、私たちは欧米と一まとめにしてしまうが、がんへのそしてがん告知への態度は、ヨーロッパとアメリカ合州国では非常に異なっていた。一九八〇年代まではフランス・スペイン・イタリアなどでは、日本と同様に本人に知らせないこともまれではなかった。[8]むしろ、あらゆる病気に対して厳密なインフォームドコンセント（治療法などの選択の際に患者本人に充分説明して同意を得ること）を必須とする形式の方がむしろ特殊だった。実際、アメリカ合州国でも、がんの告知を本人に行うことが当然視されるようになったのは一九七〇年代以降のことにすぎない。一九六一年の調査では、患者が心理的に動揺することを恐れて、医師の八八％が末期のがん患者には真実の病名を告げないと回答していた。[9]ところが、一九七九年の同様の調査では、医師の九八％までが、がんであるという事実を患者に告げると答えたという。[10]つまり、三〇年あまりで、がんという病名を告げるかどうかに関する医師の態度が大きく変わったということだ。先にあげたレーガンも含めて、アメリカ合州国史上にはその任期中にがんを発見された大統領が三人いる。が、残りの二人、一八九三年のグロバー・クリーブランド（口腔がん）も一九六七年のリンドン・ジョンソン（皮膚がん）も、病名に関しては厳重なプレスコードが引かれ、本人の死後まで病名がひた隠しにされた。

アメリカ合州国で、がんの告知まで含めたインフォームドコンセントが一般化していることの原因については、医療訴訟の増大に伴う医師の側の防衛戦略を重視するうがった考えもある。つまり、医者の側からすれば病名をはっきりさせた上で治療契約を結んでおかないと患者が死亡した場合など に、患者の生き方を選択する権利を奪ったとして訴訟を起こされるかわからないためだという理由である。また、アメリカの白人中流男性の文化では、プロテスタントの伝統として現世での苦痛には平然と耐えるのが理想とされており、「古き良きアメリカ」を代表しなくてはならないレーガン大統領としては、二流俳優よろしくがんなんかには負けない「強い男」を演じていたのかも知れない。

アメリカにおけるがんの隠喩

がんという病気がアメリカにおいても非常に忌避されているということを詳細に後づけてみせたのが、文芸批評家スーザン・ソンタグのエッセー『隠喩としての病』[11]である。彼女は、自分自身が乳がんになり、そこから回復した経過を踏まえて、がんに対する恐怖を分析している。

彼女が注目するのは、がんという病気それ自体ではなくて、がんという病名が日常生活の中でいかに隠喩として使用されているのかという点である。そして、かつて、ナチスドイツがユダヤ人を「ドイツのがん」と呼んで政治的迫害の対象としたように、嫌悪や差別の対象を「がん」にたとえるというレトリックが多く使われていることを指摘する。こうしてがんを隠喩として使用するために、がんという単なる病気の一つにすぎないものに、過剰な社会的意味づけがなされ、「病気」以上の存在として恐怖の対象とされる。その意味ががんにつきまとうために、がんは何か恥ずべき特別な病気のように扱われ、がん患者は本人自身に病気になった責任があるかのようにみなされるのであるという。

一九七八年に発表されたソンタグのエッセーを読む限りでは、がんへの恐れという点では、当時のアメリカ人も日本人も大差はないように思える。告知するかどうかなどの、病気への対処の仕方は確かに異なっていたかもしれない。しかし、がんへの恐怖という面では共通点の方がはるかに大きい。ジェームズ・パターソンは、『恐ろしい疾病　がんと現代アメリカ文化』という著作のなかで、このようながんに対する恐怖を「がん恐怖症」と命名し、現代のアメリカ文化に固有のものとして分析している[12]。

パターソンによれば、アメリカの大衆文化のなかに、がんに対する恐怖が大きく現れたのは、一八八〇年代、南北戦争（一八六一―五年）での北軍司令官であった英雄グラント将軍の口腔がんによる死がマスメディアで大きく報道された頃からであるという。さて、一九世紀後半といえば、ドイツではコッホの細菌学説が登場し、特定病因論（ある一つの病気に対しては、特定の原因があるという考え方のこと）を中心として近代医学が今日の姿をととのえ始めた時期であった。生物学という科学に基づいた医学という意味での近代医学（バイオメディシンとよばれる）は、その時期以来こんにちまで医学の主流の考え方となっている。ただし、治療法という面からは、今日の観点から見れば役立つとは思えない手法が当時は多かった。内科的治療の主流は、しゃ血と下剤（いずれも体内の毒物を排出する働きがあるとされた）であり、そのほかには痛みなどの症状を和らげるためにアルコールやアヘンを含んだ薬品がよく使われていた。外科的治療といっても、感染症をコントロールするための抗生物質はなく、傷口の消毒すら充分には行われていなかった。[13] 一九世紀半ばに発明されていた麻酔法は実用化されはじめ、南北戦争での負傷の手当て（傷ついた四肢の切断など）には、クロロホルムやエーテルの吸入麻酔が使われる場合もあったという。麻酔法と並ぶ外科手術の革命として有名なのは、イギリスの外科医ジョゼフ・リスターによる消毒法の導入（一八六五年）だった。しかし、石炭酸などの薬物を用いた消毒法は煩雑であり、実際に臨床現場に受け入れられるのは一八九〇年代頃だったという。また、抗生物質の実用化は、第二次世界大戦前後でのペニシリン発見を待たねばならない。従って、手術はひどい痛みが伴うことはもちろん、その死亡率は極めて高かった。そして、患者の死の危険や（麻酔が使われない場合には）苦痛の叫びを恐れることもなく、できるだけ早く手術を終えることが外科医の理想とされていた。こんな状態にもかかわらず、がんに対する治療法としては、今と同様外科的切除が最重要視されていた。これでは、がんという病気自体が恐怖の対象なのか、がんに対する治療法が恐怖の対象なのかは、はっきりしないほどだ。

この時代のもう一つの特徴としては、がんという病名の中身自体今日とは、多少異なっていることである。がん（cancer）という言葉の語源は「蟹」を指し、固まり・突起物の周囲に血管などが足のように伸びていることを表していたとされる。[14] CTやMRIのように簡単に体内を画像とすることのできる技術が存在しなかった一九世紀までは、がんとは、体内にある何か目に見えない恐怖ではなく、身体の外側にできて増大していく腫瘤を指していた。この点は、今日のがんが体内でいつのまにか発生していて、知らないうちに増殖して生命を脅かす何かと考えられているのと大きく異なっている。当時のがんの典型とされたのは、頻度も比較的高く、外部から観察可能であったり、簡単に触知可能であったりするがん、つまり、乳がんと子宮がんだった。あとは、当時の技術で簡単に診断できるのは皮膚がんなどか、あるいは腹部臓器のがん（胃がんや肝臓がんなど）で、転移や腹水によって腹部が腫れ上がってしまった状態だった。したがって、歴史的にみると、がんという病気にはある種のジェンダー・バイアスがかかっている。つまり、がんとは、女性に特有とまでいかないまでも、女性に多い病気であり、生殖器官と関係していることで、どこか性的なニュアンスを帯びた恥ずべき病気として意味づけられていた。

もう一点、特に恐れられたのは、がんは伝染病ではないかという疑いである。一九世紀末から二〇世紀初頭のタクシーの運転手たちは、ニューヨークのがん病院（現在のスローン・ケタリングがんセンター）を敬遠して避けていたらしい。また、旅行中の夫をホテルでがんのため亡くしたある婦人が、「汚染された」調度の処分費用をホテルから請求された例もあるという。一九三九年の世論調査でも、アメリカ人の三人に二人ががんを最も恐ろしい病気と答え、四割が伝染し得る病気と信じていたという。一九世紀末から二〇世紀初頭には、コッホによる結核菌の発見に続いて、さまざまな病原体ががんの原因として「発見」されている[15]（その多くは、後に否定された）。

しかし、この一九〇〇年時点で、結核はがんの三倍以上の死亡者数であり、がんそれ自体は決して多い病気ではなかったことにも注目しておくべきだろう。がんが恐れられ始めたのは、まずそのイメージによってなのであり、がんを病名として死亡する人の割合が増えたためでは決してない。

その後のがん恐怖症の歴史について、パターソンの分析にそって簡単に眺めてみよう。

先に見たように、一九世紀後半、がん恐怖症の出現した時代に、近代医学が提供していた治療法といえば、がん自体よりも恐れられた外科治療であった。その結果として、民衆は近代医学よりは魅力的だったさまざまな代替医療へと救いを求めた。もちろん、正確にいえば、自分自身のことを代替医療と名乗っていたわけではなく、たんに（当時の大学や医師会とは異なった考え方にたつ）医学だったにすぎない。また、必ずしも、古くからの伝統的な医学というわけでもなく、当時の最先端の知識や学問と結びついていたものも多かった。たとえば、電気を用いた治療や放射線による治療はその典型である。当時の「代替医療」のなかには、こんにちでいえば精神療法のようなかたちで精神的な安寧をもたらしたり、痛みをとる医薬品（アヘン類など）を積極的に用いたりしており、現代のホスピスなどでのペイン・コントロールの先駆とも考えられる。だが、当時の正統的な近代医学によってたつ医師たちは冷やかな目で見つめ、にせ医者、いんちき医者と罵っていた。

また、当時のアメリカ合州国の時代背景として、西部開拓のフロンティア精神が強く残っており、専門家の援助や国家の介入をできるだけ排除して自主独立を求める考え方が強かった。こうした民衆の発想からは、医師会はアメリカ的な自由に反対する独占的な同業組合や圧力団体とみなされた。そのために、近代医学への不信感も民衆のあいだにつよかったといわれる。一九世紀前半には、誰もが自由に自分の好きな医療を実践する権利を守るために、医師免許法が破棄された州が数多いほどだった。[16] そのうえ、がんという病気自体、近代化や都市化の中で現れた文明病と見なされ、近代医学に助力を求めることは好まれなかったのである。

状況が大きく変わるのは、一九三〇年代以降である。消毒法の一般化や麻酔法による無痛手術が可能になったことは大きい要因だ。こうして、がんの外科的治療がある程度「確立」されたからである。また、大不況後のアメリカ合州国政府は、今までの自由放任政策から離れて、社会問題に対しても国家が積極的に介入する機運があり、がんの医学的・科学的研究に国家規模での研究費が注ぎ込まれていった。

その延長線上にニクソン大統領（在任一九六九―七四年）時代の「がんに対する戦争」があった。一九七一年の「がん対策国家法」によって、「建国二〇〇年祭すなわち一九七六年までに、全米レベルでの征服が達成されるべきものとする」と高らかに宣言されたのだ。[17] 一九五三年のDNA発見以来、遺伝子の突然変異を中心としてがんの研究は行われ、発がん物質が精力的に捜し求められていた。診断技術の向上と共にスローガンとまでなった早期発見・早期治療（すなわち切除）と発がん物質の告発によるがんの予防、この二つが歩調を併せて進めば、がんの克服は目の前であるかのように楽観的に語られた。一九六九年にアポロ一一号によって実現した人類の月面到着に続いての目標として、ニクソン大統領はがん制圧を呼びかけた。まさにアメリカン・ドリームである。しかし、こうした楽観視をよそに、がん恐怖症は今日に至るまで姿を変えて生き延び続けた。その一つの理由は、「がんに対する戦争」の明らかな敗北にある。一九七六年には、明らかな成果が出ていなかったことはもちろんだが、三〇年が経過した現在でも、がんが制圧されたわけではない。日本では、二〇〇六年に、アメリカ合州国での三〇年間の状況を客観的にアセスメントすることなく、「がん対策国家法」を模した「がん対策基本法」が成立している。

突然変異物質の研究を中心としたがん研究の進歩は、以前とは異なったエコロジー的な恐怖を生み出すことになった。レイチェル・カーソンの『沈黙の春』(原著一九六二年[18])に代表されるように、産業文明の進歩に伴い、化学工業に由来する発がん物質は環境のなかで増加し続け、がんも増大していくという終末論的・黙示録的ながん恐怖症が新しく現れたのである。

近年、日本でももてはやされるインフォームドコンセントの考え方は、がんの治療に対する楽観主義にもとづいて大がかりで攻撃的な外科治療を勧めがちな医者たちに対する、それに不信をもった患者の側からの自己防衛という側面もある。このような近代医学に対する不信や悲観主義もまた一九七〇年代のアメリカ合州国に広く見られた態度だったのだが、これもある種のがん恐怖症の現れではないかとパターソンは述べている。

がんに対する恐怖は決して日本独自なものではなく、たとえがんに対する対処方法は異なっているとしても、アメリカ合州国にも存在している。しかも、それは固定したものではなく、その恐がられ方(がん恐怖症の中でも強調される点)は時代や医学の変化に伴って移りかわって行く。

がんのフェティシズム

なぜ、がんは恐れられるのかという最初の問題設定に戻ろう。がんが恐い理由として私たちは、よく、がんという病気の実体としての性質、つまり死亡率が高いとか、苦痛を伴うとか、再発することがあるなどという点をあげがちである。しかし、いうまでもなく、これらは一つひとつを取り上げてみれば、がんだけの性質ではない。確立した治療法がなく致死的な病気はほかにもあるし

（非代償性肝硬変や筋萎縮性側索硬化症）、喘息などに伴う呼吸困難は極めて苦しいものだし、脳卒中や心臓疾患はしばしば再発する。ここで、がん恐怖症を理解するのに必要とされるのは、がんのもつさまざまな性質を数え上げることではなく、がんと恐怖との関係性をみる視点のとり方を変えることだ。この点で参考となるのは、マルクスのフェティシズム（物神崇拝）論である。これは、ある社会システム内での人間と人間の関係がモノとモノとの関係やモノ自体に属する性質であるかのように、そのシステムに属する人間にとって見えることを指している。

たとえば、ある人が王であるのは、他の人たちが彼に対して臣下としてふるまうからにすぎない。ところが逆に彼らは、彼が王であるがゆえに、自分が臣下なのだと信じるのである。（『資本論』[19]）

この王と臣下の例はモノに対してのフェティシズムではないが、反省的規定がもつ論理としては同じことだ。人間間の支配—被支配の社会的関係が、臣下にとっては、王の持つ神秘的な力に対して服従するかのように想像される。これにならえば、がん恐怖症とは、がんという疾病それ自体がもつ何かの特別な性質に由来するわけではなく、がんを取り巻く意味論的・社会的ネットワークの総体から生じていることになる。それを、がんという疾病そのものの性質のために恐れられると考えてしまうことは、フェティシズム的な倒錯だ。とりあえず、こう結論づけてしまえば、がん恐怖症に対する処方箋は次のようになるだろう。

つまり、がんをめぐる意味の体系からがんを切り離し、がんをそれ自体として、すなわち一つの疾病にすぎないものとして扱うこと、である。ちょうど、フランス革命において、ジャコバン主義者たちが国王を一人の「市民ルイ・カペ」として裁き、断頭台へと送り込んだように。

私のいいたいのは、病気とは**隠喩などではなく**、したがって病気に対処するには——最も健康に病気になるには——隠喩がらみの病気観を一掃すること、なるたけそれに抵抗することが最も正しい方法だということだ。（『隠喩としての病』[20]）

ソンタグが自らの結論としてこう語るとき、彼女はまさにがんという疾病にまとわりつくフェティシズム批判の方向に進もうとしている。

イデオロギーとしての近代医学

しかし、がんという疾病それ自体、すなわち社会的な意味のネットワークから切り離し得る疾病そのものなど本当に存在するのだろうか[21]。文芸批評家の柄谷行人は、ソンタグのナイーブなまでの近代医学への信頼と病気そのものの実在に対する確信を批判して次のように述べている。

問題はソンタグがいうように病気がメタフォアとして用いられることなどではなく、逆に病気を純粋に病気として対象化する近代医学の知的制度にある。それが疑われない限り、近代医学が発展すれば、人々は病気から、したがって病気の隠喩的使用から解放されるだろうというようなことになってしまうほかない。

（『日本近代文学の起源』[22]）

近代医学が知的な制度であるということを分かりやすくするために、血液のがんといわれる白血病を例にとろう。これは血液中に異常な白血球が出現し、その異常な増殖のために正常な血液中の細胞が減少する病気である。ある程度進行したときの症状としては、貧血や疲れやすさ、微熱、出血傾向などがある。だが、これが例えば乳房に異常なできものができる疾病である乳がんと「同じ」ということは、自明ではない。白血病は蟹（cancer）とはまったく似ていないし、少なくとも、外面的に観察しているだけではその二つの類似性を知ることはできない。顕微鏡の発明による細胞の観察、そして一九世紀のウィルヒョウによる細胞に病気の原因を見いだそうとする研究（細胞病理学説）なくしては、決してあり得ない認識だ。白血病も乳がんも同じがんの一種であるということは、近代医学体系の「がんとは異型細胞の増殖である」という定義にしたがって初めて可能となるのだ。純粋な疾病そのものという考え方自体が、病気を知の対象とし、近代医学という制度の中に囲い込もうとする思想から生じていることを指摘して、柄谷は「病気を生じさせるものは悪でありその悪を根絶しようとする神学の世俗的形態にすぎない[23]」とまで述べている。

こう考えるなら、がんという疾病が実在して、その周囲にがん恐怖症が生み出されるという、ソンタグ流の発想は転倒されなければならない。まず、がん患者に対する社会的差別やがんを恐ろしい病気と見なす意味論的ネットワークによってがん恐怖症が生み出される。だが、がんという疾病それ自体を分離して治療の対象とのみ見なそうとする近代医学の独善的な神学的思考の中で、がんをめぐる社会的編目は覆い隠され、非科学的な迷信や隠喩にすぎないものとして抑圧されるというわけである。

しかし、ここで問題となるのは疾病を実体化して捉えようとする近代医学的認識方法だけだろうか。ここで、私たちは、柄谷の示した方向性を極限までたどってみよう。そのために、先にあげたがんの定義の問題をもう一度別の角度から見直してみる。

「白血病も乳がんも（大腸がんも肺がんなども）がんの一種である」

この文章は、近代医学的ながんの定義について例をあげて説明しているだけの文章であり、そこには何の不思議さもない。しかし、これをこう言い替えてみるとどうなるだろうか。

「がん（という存在）が乳がんや白血病その他の様々な形で姿を現す」と。いずれにせよ、同語反復の言葉遊びと思えるかも知れない。が、この二つの文章で現れる「がん」には差異が存在している。一番目の文章の「がん」は単なる幾つかの病気の集まりを表現するための語にすぎないが、二番目の文章に現れる「がん」は、病気の本質であって病気以上の存在、何か得体の知れない何ものかとなっている。がんが恐れられる理由としてさまざまな性質（不治で致死的、治療法が苦痛、死亡者数が多い、など）があげられてきたが、その一つひとつをとりあげて検討すれば、がんに特有なものではないことを指摘した。がん恐怖症にもし、恐怖の対象が存在しているのだとすれば、それはこの第二の意味における「がん」に他ならないだろう。

この二つのがんの定義についての文章の間で差異を生み出しているのは、近代医学の神学的思考でもなければ、がんをめぐる社会的・意味論的ネットワークでもない。ここで露呈しているのは、私たちの言語体系が本質的にはらむ過剰なまでの意味する作用のもつ力なのであり、それはいかなる実体ももたない「純粋な見せかけ」であるがゆえに一層あらがいようのない恐怖をひきおこす。近代医学はたかだか数百年の歴史しかもたないし、がん恐怖症は一九世紀末に誕生したものに過ぎない。が、その恐怖を生み出した構造とは、おそらくは私たち人類の発生と同時に登場したはずの言語体系のあり方そのものの中に入り込んでいるのである。


（…）教誨師は言った。

「すべてを真実とみなさなくてはならないのではなくて、すべてを必然とみなくてはならないだけだ」

「もの悲しい意見ですね」

と、Kが言った。

「いつわりが世の秩序に成り上がった」


（カフカ『審判』[24]）

第八章　ストレスの政治学

ストレスがたまっているんじゃない？
ストレスで胃が痛いの？
ストレス解消法は何かある？

ストレスとは何か

会話でこんな話題が当たり前になるほど、ストレスという言葉は私たちの日常生活のなかにとけこんでいる。だが、現在使われている意味でのストレスという用語は、ウィーン生まれのハンガリー人生理学者ハンス・セリエによって一九三〇年代に使われ始めたもので、歴史の新しい言葉だ(1)。それ以前の（いまでも工学の分野ではそうなのだが）「ストレス」という言葉の意味とは、たんに外界からの力や圧力の作用（とくに過剰な場合）のことを指しているにすぎない。その一方、ストレスを受けた物体のなかに生じる歪みはストレーンと呼ばれている。こんにちのストレスは、人間の心身にたまったり、上腹部痛を引き起こしたり、本人の努力で解消できるのだから、どちらかというと工学的な意味でのストレーンの方に近い。

一方、生物学でのストレス理論においては、ストレッサーは外界から加わる生物や生体への刺激を表しており、ストレスは、ストレッサーによって引き起こされるあるいはそれに抵抗する生物の側の反応を指している。つまり、ストレスという言葉の意味は、工学では外界からの影響であって、生物学では外界からの刺激に対する反応を指しているという点で逆転してしまっている。したがって、工学でのストレスとストレーン（外界からの力と力を受けた対象物の反応）という二分法は、セリエ（および生物学）の用語法ではねじれて、ストレッサーとストレスの二分法となっている。

ちなみに、セリエは、英語が母国語ではなく、自分はストレスという言葉の意味に疎かったのだと、のちに自伝で述べている。[2] しかし、外界からの影響と内部からの抵抗の両義性は、たんに言葉の問題というよりも、ストレスという概念が本質的にはらんでいるあいまいさと見なすべきだろう。こんにちの日常的な用語法では、ストレスとストレッサーを分けることはほとんど行われないからだ。このことは、人間のストレスという文脈でいえば、社会環境と人間との相互作用としてのストレスを考えるときに、社会環境が個人に与える影響を重視するか、それを個人がどう受けとめるかを重視するかという問題に関わっている。ストレスにおける環境と個人という問題設定のもつ政治性は後で詳しく論じるとして、まずはセリエのストレス概念をもう少し詳しく見ていくことにしよう。

彼は、ストレスを「生物組織内に非特異的に誘起された、あらゆる変化からなる特異な症候群の示す状態」と定義している。[3] これは何ともあいまいな定義である。ここで、こんにちの日常言語でのストレス概念とのズレという面で注目すべき点は、セリエのいうストレスは、その結果の善し悪しにかかわらず、ストレッサーに対する生体の反応をすべて指し示す言葉であって、マイナス面だけでなくプラス面もまた含んでいるところだ。この両面は、セリエにおいては、有害ストレス（ディストレス）と快ストレス（ユーストレス）と名付けられていたのだが、こんにちのストレスという言葉の意味はほぼ前者の有害ストレスだけに限られている。

セリエが発表したストレスに関する最初の論文とされるのは、科学雑誌ネイチャーの一九三六年七月四日号に掲載された「各種有害作用因によって惹起された症候群」というタイトルの短い論文なのだが、そこにはストレスという単語は出てこない。[4] ストレッサーに相当するものが、「有害作用因（nocuous agents）」として表現されているだけだ。セリエの回想によれば、彼自身はストレスという言葉を以前から口頭では使っていたのだが、言葉の誤用であると批判されたので論文では使わなかったとのことだ。[5]

この論文のなかで、有害作用因に対する生体の反応（ストレスのこと）を「全身適応症候群（General Adaptation Syndrome: GAS）」と彼は名付けて、その時間的経過を三段階に分けている。それらは、まず、警告反応、すなわちストレッサーとなった外界の刺激に注意を向ける段階、つぎに、適応期（抵抗期）、すなわちストレッサーに対する反応や行動に向けての準備がおこなわれ、ストレスを受ける以前に比べて能力が高まる段階、最後に、疲憊《ひはい》期、すなわち適応期が長引いたり、コントロールできなくなったりしたために、ストレスを受ける以前の状態に回復できなくなっている段階の三つである。つまり、ストレスの有益性と有害性の二面性はストレスの量や時間的な過程で決まるものであり、第二段階まででストレスがなくなれば抵抗力が強まるのだから快ストレスであったことになり、ストレスが生体の抵抗力を超えてしまって第三段階までくれば有害ストレスということになる。

そのときに、とくにセリエが注目したのは、ストレスによって生じる体内のホルモンの変化である。ホルモンのなかでも副腎皮質ホルモンとアドレナリンは、脳の一部である視床下部や脳下垂体によってその量がコントロールされ、ストレスと密接に関係しているといわれる。彼によれば、典型的には、原因となるストレッサーが何であれ、ストレスの第三段階にはいると、副腎皮質の肥大、リンパ節などの萎縮、胃や十二指腸の潰瘍といった病的な状態が生じるという。

ストレスの心理学化

セリエのいうストレスは身体的な変化（とくに副腎皮質ホルモン）に力点が置かれていたのに対して、こんにちのストレス概念は、身体的な病気や不調という結果を引き起こす可能性があるにせよ、それ自体としては心理的・精神的な何ものかと考えられている。この点は、セリエのもともとのストレス概念とこんにちのストレスとの違いの第二の特徴だ(6)。ストレス概念における精神と身体の二元論に注目することは、ストレスの政治学を考察する上で最初の一歩となるだろう。

ストレスという言葉が現在の（イギリス英語での）日常会話においてどのように使われるかとい

う意味の広がりを、医療人類学者のセシル・ヘルマンは次のように列挙している。(7)

目に見えない重荷
ひもや線みたいに張り詰めた神経
心のなかのもやもやした混乱
壊れそうな断片化した感覚
身体という機械の故障
生命力の不足
内部の圧力が爆発しそうな感覚
対人関係での圧迫感

このリストはイギリスでのものだが、現代の日本でのストレスという言葉の使われ方にもほぼ一致しているようだ。つまり、日常語としてのストレスは、「身体の摩耗の度合い」(セリエ)(8)というよりも、精神的・心理的な緊張や摩耗の程度を指しているのだ。

セリエ自身は、こうした心理的な意味でのストレスは、彼自身のストレス概念とは異なっていることをしばしば指摘していた。神経系がない原始的な生物や、細胞についてもストレスやストレッサーが存在しているからだ。ストレスの原因となるストレッサーが、外界からの脅威として認知されることで「情動的な覚醒」を生体に引き起こすという心理学重視の考え方は、ただ「心理的ストレス」にだけ当てはまるに過ぎないというのである。彼と同様に、生物学者たちは現在でも、ストレスという言葉を神経系のない下等生物や培養された細胞を使った実験の場合に用いている。心理的でない意味でのストレスは、日常言語でも使われる場合があり、「細胞への酸化ストレスをコエンザイムQ10が防止する」といった健康食品や化粧品の宣伝文句にも現れている。試験管のなかの細胞の周囲の環境を変化させることで、その細胞にストレスを与えることはできるが、細胞には神経系はないし、おそらく精神もないので、ストレスを認識することはできないだろう。

一九三六年のセリエの論文も、人間のストレスを直接に扱っているわけではなく、ラットでの動物実験の成果をまとめた研究を報告している。そこで使われた有害作用因は、寒冷刺激、外科的傷害、脊髄損傷、過剰な運動、各種の薬物、などが挙げられている。これらは身体的なストレッサーであって、ラットがその刺激を認知したかどうかはもちろん論じられていない。その後に、彼が心理的ストレスの動物実験でのストレッサーとして使ったのは、ラットの行動拘束だった(9)。つまり、四肢を完全に固定されることによって自由に動けなくなったという「欲求不満」が、人間での心理的ストレスと同じものとみなされたのだ。

ラットなどの動物による心理学の実験によってストレスを扱うという研究方法に違和感を覚える読者もいるかもしれない。しかし、こうした心理学実験法は、「科学的」心理学つまり物理学をモデルとしたタイプの心理学においてはあたりまえの手法である。すなわち、心というものはブラックボックスであってそのなかにどんな仕組みが隠されているかは今の生物学や脳科学では解明されていないので、そこへの入力(つまり外界や環境からの刺激)とそこからの出力(その生体の行動や変化という反応）を研究することに集中しようという考え方である。こうした心理学は、人間の心を刺激とそれに対する反応のシステム（刺激―反応系）として考えることから、行動主義的心理学とも呼ばれる。その視点から、ストレスの研究に使われたのは、人間の日常生活でのストレッサーになる可能性のあるできごと（人間の心への入力）をリストアップして、それが病気などの健康状態の変化（人間の心からの出力）に関わるかどうかを調べるという手法である。

そのなかでも有名なのが、トーマス・ホームズとリチャード・レイによって、一九六七年に発表された、社会的再適応評定尺度（Social Readjustment Rating Scale: SRRS）であろう[10]。これは、日常生活で遭遇する四三個のできごとに、〇から一〇〇点までの点数を付けたリストである。最近一年間での点数が合計して二五〇点以上であれば高いストレスにさらされたとみなされ、とくに三〇〇点以上の場合には翌年に重大な病気になる確率が八〇％だという。一五〇点以下の場合でのその確率は三七％とされているので、相対的な危険度はおよそ二倍ということになるだろう。

このリストが、客観的というよりも、一九六〇年代のアメリカ的生き方の理想という価値観を表しているに過ぎないことは一見して明らかだ。そもそも、リストを作成する上で結婚が五〇点で配偶者の死が一〇〇点というのを基準としていること自体、私的な核家族での個人生活を重視するマイホーム中心的な価値観を表している。また、農民や独立自営業ではなく、上司がいたり解雇されたりする賃労働が前提とされている点、休暇やクリスマスが重視されている点、なども キリスト教文化圏での先進国での中流階級の人々にしか当てはまらない。

その後に、社会階層やエスニシティやジェンダーの影響などの社会的・文化的な要素によって点

生活上の出来事	得点		
配偶者の死亡	100	物件の抵当流れ	30
離婚	73	職責の変化	29
配偶者との別居	65	子どもの自律	29
刑務所に入所、服役	63	配偶者の家族とのトラブル	29
家族の一員の死亡	63	目立った業績	28
けが、もしくは病気	53	配偶者の就職、失業	26
結婚	50	子どもの入学、卒業	26
失業、解雇	47	生活環境の変化	25
配偶者とのよりを戻す	45	習癖の変化	24
退職	45	上司とのトラブル	23
家族の一員の健康上の変化	44	勤務時間、条件の変化	20
妊娠	40	転居、転校	20
性生活上の問題	39	レクリエーション、教会活動の変化	19
家族の数の増加	39	社会生活の変化	18
職業上の変化	39	一万ドル以下の借金	17
経済上の変化	38	睡眠パターンの変化	16
親友の死亡	37	家族の寄り合いの頻度変化、食事の習慣の変化	15
転職	36	休暇	13
夫婦喧嘩の頻度の変化	35	クリスマスの季節	12
1万ドル以上の借金	31	法律上の軽い違反行為	11

S・ロック、D・コリガン、池見酉次郎監修『内なる治癒力』創元社、1990年(原著1986年)より

数の付け方に変化を付けたリスト（たとえば、精神医学的疫学研究面接：Psychiatric Epidemiological Research Interview）[11]も開発されたが、刺激―反応系として人間を考え、そこへの刺激の入力であるストレッサーを定量的にみることでストレスを客観的に定量的に測定することが可能となるという思考法は共通している。そこでは、数字として数えられるものだけが扱われるために、人間の経験や心的なできごとのもつ主観的な意味や社会的・文化的な役割は消え去るしかない。心を取り扱おうとせずに、客観的な行動や数字で表されるデータだけを重視する行動主義的心理学の思考法を、「擬鼠主義（ラットモルフィズム）」すなわち人間を理解するのにネズミのたとえを使う考え方として、アーサー・ケストラーは次のように、皮肉たっぷりに批判している。

もし心的な事象が心理学の研究から排除されるべきだとすると、いったい心理学者の研究対象としては何が残るのか？　答えはいとも簡単である。ネズミだ。この五〇年の間、行動主義学派が主として没頭してきたのは、ネズミの行動の測定可能な面であった。……行動主義者が自ら課した限定によると、許されるのは行動の客観的な、測定可能な面を研究することだけである。けれど人間の行動には、研究室の条件で定量的に測定したり、被験者の体験した私的な事象について内省的な供述にたよることなく研究したりできる面はごくすくない。そこでもし行動科学者が彼の原則に忠実でありたいと望むなら、彼は研究の対象として人間より動物を選ばねばならなかった。

（『機械の中の幽霊』[12]）

人間ではなくネズミでの研究を選んだセリエの謙虚さを失って、ストレス学者たちが人間に同じ方法を応用してストレッサーのリストを見いだそうとしたとき、人間は外界からの刺激に機械的に一定の点数で反射的に反応する実験動物か自動機械のような存在へと貶められた。しかし、そうした方法論では、ケストラーのいうように「心の存在を否定し、ネズミのレバー押し活動に基づくもっともらしいアナロジーに生きる心理学から出発して、人間の苦境の診断と治療にまで到達するのは無理である[13]」のかもしれない。

ただし、ここで忘れてはならないのは、この刺激―反応系としての人間の心という機械論的な思考法に、ストレスという概念は一つのひねりを付け加えているという点である。つまり、ストレスという外界からの刺激と生体の反応の両面性を持つあいまいな概念が導入されることで、あたかも心というブラックボックスに肉薄しているかのような錯覚が引き起こされるからだ。行動主義的心理学以外の分野でもストレス研究が受け入れられた原因について、医療社会学者アラン・ヤングは次のように明快に整理している[14]。

彼によれば、ストレッサーのリストを作成しようとする研究は次の四つのステップからなる推論に基礎をおいているという。

（1）　ある種のできごとは個人の日常生活に変化をもたらす。
（2）　こうした変化は（個人が適応できなかった場合に）ストレスを引き起こす環境変化となる。
（3）　個人がその環境変化をコントロールできないと認識すること（「情動的な覚醒」）によって

ストレスが産生される。

（4）情動的な覚醒によって精神や身体に変調が生じて、何らかの症状が生み出される。

そして、ストレッサーに注目したストレス研究は、ホームズとレイの社会的再適応評定尺度のように（1）と（4）の相関性については多くの統計学的データを積み重ねてきた。そして、（1）から（2）の間でどのような社会的・文化的な影響があるか（たとえば、男女や社会階層での違いなど）を明らかにしようとしてきた。だが、（1）から（4）をつなぐのに必要なステップである（3）についての実証は行われていないというのだ。セリエの行ったラットでの実験でもっとも心理学に近づいていたものでも、動物の四肢を拘束することが欲求不満（外界の変化をコントロールできないと感じること）のモデルとされていたことを思い出してみよう。結婚のトラブルや職場での衝突あるいは金策の苦労が心身の不調を引き起こす可能性があるということを認めるにしても、それが縛り上げられたネズミが感じているらしい「欲求不満」と同じと考えることはまさに擬鼠主義であって、論理の飛躍だ。

だが、もし、ストレスを通じた心理学的な説明である（3）が存在せず、（1）と（4）の間に関連性があるというだけならば、こうしたストレッサーを探求する営みはすべて雑多な疫学研究もどきに過ぎない。結婚や離婚と健康状態が関係するというのはいかにもありそうなことだが、これはたんに食事の内容が変化したことの結果かもしれない。退職や転職が病気を引き起こすというのもありそうなことだが、これはたんに労働内容や労働時間の変化の結果かもしれない。借金をすると病気になりやすいというのもありそうなことだが、それも栄養状態が悪くなったり無理な仕事を続けたりしたために心身の不調を生じるのかもしれない。社会的再適応評定尺度に示されたように、（1）と（4）の相関性は確かに存在しているのだろう。しかし、その項目の一つひとつを取り上げて考えていけば、ストレス以外のメカニズムによって説明できる可能性を否定することはできない。疫学的な相関性は、因果関係ではない以上、このことは当然のことだ。

そもそも、結婚生活という情動的な問題と職場での労働条件の問題と借金などの財政的問題を一つの表のなかの項目に並べていること自体、疫学研究としてみればあまりにも奇妙なアンケート手法だ。それにもかかわらず、これらをすべて縫い閉じる「かなめ」となって一体感を作り出す働きをしているのが、ストレスという概念によって（3）を心理学的に説明することだったのだ。

首尾一貫感覚とタイプA

この意味でのストレスの心理学化は、ストレッサーを客観的に数字として表現しようという傾向を生み出すと同時に、ストレスを認識する個人の心の反応を定量化しようという研究方向をも作り出した。なぜなら、ストレッサーを数字データで定量化しようとすればするほど、その限界、すなわち、同じストレッサーであってもその個人に病気を引き起こす場合とそうでない場合があるのはなぜかという問題が表れてくるのを避けることができないからだ。

ストレスを、外界の変化そのものというよりも、その変化が自分のコントロールの範囲を超えてしまったという「認識」であると考えること、つまり心理的ストレスと同じ意味であると理解することには、行動主義的心理学とは異なった価値観が暗黙のうちに含まれている。それは、ストレスを、客観的な環境の変化による刺激という事実としてみるよりも、それに対する主観的な認知の意味付けとしてとらえようとする思考方法である。

さて、状況がコントロールできないと「認識」するというストレスによって免疫力が低下することを明快に示したのは、皮肉なことに擬鼠主義での動物実験だった。[15] まず、二匹のラットのペア一二組を不快な電気ショックを与える装置に入れる。そして、平均して一分に一回の電気ショックが合計八〇回与えられた。ペアの一方のラットは、オリの前にある輪を回転させればショックを停止できるようにされていた（逃走可能なショック）。ペアのもう一方のラットには、逃走不可能なショックが与えられた。このショックは、逃走可能なショックと同時に開始し、もう一方のラットが反応して停止させると停止した。つまり、一匹目は、自分の行動によって電気ショックを減らしていくことができるが、ペアのもう一匹はただ電気ショックを受動的に受け続けるだけという実験なのである。その結果はどうだったかというと、物理的なストレッサーの量（電気ショックをうけた時間）はペアになったラット同士では同じだったにもかかわらず、状況をコントロールする手段をもっていない方のラットのほうが、逃走可能な電気ショックを受けたラットに比べて白血球の免疫機能が低下したというのである。この結果は、外界からの刺激そのものではなく、その刺激の意味づけの方が、生体の反応には重要であることをはっきりと示している。

いいかえれば、ストレスという環境の変化を有害なものとするかどうかは、そのストレスをどのような文脈のなかで受け取るか、つまり「認知」の問題によって左右されるということになるだろう。この認知心理学的な実験解釈は、物理学をモデルとした行動主義的心理学による機械論的な説明とは異なっているものの、個人の能力や心を重視する個人主義的な価値観とは合致しているため、近代社会では受け入れられやすい思考法ではある。その結果、有害と有益というもともとのセリエによるストレスの二分類（有害ストレスと快ストレス）は、ストレッサーの量やその持続時間という外界の問題から、個人の心や性格のパターン分類という個人内部の問題へと移し変えられることになる。つまり、ストレスを重圧と感じて健康に有害な結果を生み出しやすい性格と、ストレスにタフで柔軟に適応する性格とがあるということだ。

こうした性格分類を極端にまで推し進めている研究者の一人がアーロン・アントノフスキーである。[16] 彼は、ストレスが健康に悪い（つまり有害ストレス）と考える従来の発想を疾病生成論的（pathogenic）アプローチと呼んで批判し、ストレッサーが引き起こす心身の緊張状態をうまく処理するための個人のストレス対処行動の問題に注目する自分の方法を健康生成論的（salutogenic）アプローチと名付けている。優れたストレス対処行動ができるという能力を持つ人々こそが、ストレスを有害ストレスとはせずに快ストレスにすることで健康になるのであり、そうした能力が欠如している人々がストレスによって病気になるという考え方である。彼がストレスに強い人々の特徴としてあげているのは、首尾一貫感覚（sense of coherence: SOC）なるものであり、それは次のように定義されている。

首尾一貫感覚とは、その人に浸みわたった、ダイナミックではあるが持続する確信の感覚によって表現される世界規模の志向性のことである。それは、第一に、自分の内外で生じる環境刺激は、秩序づけられた、予測と説明が可能なものであるという確信、第二に、その刺激がもたらす要求に対応するための資源はいつでも得られるという確信、第三に、そうした要求は挑戦であり、心身を投入しかかわるに値するという確信からなる。（『健康の謎を解く』[17]）

ここでの首尾一貫感覚の三要素は、把握可能感（comprehensibility）すなわち刺激を情報として認知し、意味を理解できること、処理可能感（manageability）すなわち刺激に見合う資源を自由に使えると感じる程度のこと、有意味感（meaningfulness）すなわち動機付け、人生を意味あると感じる程度のこと、の三つを指している。以上の定義ではあまりに抽象的なので、彼自身のあげている質問票での項目のいくつかを参考までに紹介しておこう。

まず、把握可能感の例としてあげられているのは、

あなたは、これまでに、よく知っていると思った人の、思わぬ行動に驚かされたことがありますか（いつもそうだった―まったくなかった）

あなたは不慣れな状況の中にいると感じ、どうすればよいのかわからないと感じることがありますか（とてもよくある―まったくない）

次に処理可能感の例としてあげられているのが、

あなたは、不当な扱いを受けているという気持ちになることはありますか（とてもよくある―まったくない）

どんな強い人でさえ、ときには、「自分はダメな人間だ」と感じることがあるものです。あなたは、これまで「自分はダメな人間だ」と感じたことはありますか（よくあった―まったくなかった）

三つ目に有意味感の例としてあげられているのが、

今まで、あなたの人生は（明確な目標や目的はまったくなかった―とても明確な目標や目的があった）

あなたは、日々の生活で行っていることにはほとんど意味がないと感じることはありますか（とてもよくある―まったくない）

いずれの項目でも後者に近い回答が多いほど首尾一貫感覚の程度が大きい、つまりストレスに強いということになる。だが、これらの質問項目での望ましい回答が、アメリカ合州国でいえば白人中流男性、日本でいえば「勝ち組」の自己理想像であることは明らかだ。自分自身の弱さを自覚したり、他者と協力し合ったり、他者への思いやりを示したりする点を評価する項目は一切なく、自分はすべてのことが理解できて把握可能で、個人の力によってどんなトラブルも合理的に処理可能で、人生はいつでも有意味で肯定すべきものだと感じ続けることこそが健康の秘訣とされているのだ。そして、現代の社会において、何でもコントロール可能だと考える特権をもつのは裕福で権力を有する人々（その多くは男性）でしかない。

それでは、社会的・経済的な成功を収めた人々は、首尾一貫感覚が強いために常に健康なのだろうか。ストレスをめぐる政治学はもう少し複雑であり、逆にこうした社会的・経済的な成功を生み出すライフスタイルそのものがストレスを高めてある種の疾病を生み出すということを示す研究もまた存在している。その好例が、「タイプA性格」とか「タイプA行動パターン」と呼ばれるものである。これは、一九五〇年代にアメリカ合州国の心臓内科医のマイヤー・フリードマンとレイ・ローゼンマンによって心臓病になりやすい人々の特徴として報告された次のような六つの行動パターンであった。[18]

自分で選んだ（たいていははっきりとはしない）目標を達成しようとする集中した持続的な衝動
競争しようとする深い傾向性と熱望
認識し達成したいという持続的な欲望
時間的制限（締め切り）のあるさまざまな複数の活動に常に関わっていること
多くの心身機能を加速しようという習慣的傾向
精神的・身体的な覚醒度が非常に高い

彼らは、まず主として管理職の男性のなかからこうした条件に当てはまる八三名を自薦と他薦で選び出して、タイプAのグループとした。次に、地方公務員や会計事務所の雇用者男性八三名（タイプB）と無職の視力障害者男性四六名（タイプC）という二つのグループをさらに選んだ。そして、こうした三つのグループの間での心臓病を持っている人の割合を比較したのだ。すると、タイプAのグループでの心臓病（冠状動脈疾患）の割合は、タイプBやタイプCのグループのおよそ七倍に達していたという。

そもそも、管理職男性から選んでいることからも分かるように、タイプAとは競争社会のなかでの成功者であるか、少なくとも上昇志向の強い人々、つまり「勝ち組」を想定している。だが、その社会的・経済的成功自体が、競争のなかでの失敗のリスクに対する安心感の欠如を生み出すために、成功すればするほど逆にコントロール可能な感覚が減少して、ストレスが増大するというのだ。このために、タイプAは、ストレスの多い行動パターンの一つのモデルとして、また心臓病の危険因子の一つとしても非常に注目された。ただし、この研究自体は、現在の水準から見ると、社会的な偏見に満ちて非科学的なものである。成功した管理職に比べて、公務員や障害者にはそもそも野心や競争心がないという先入観が研究の前提となっているからだ。タイプA行動パターンの研究は、一九九〇年代以降に下火になったが、心理的ストレスと特定の病気の関係を直接に示そうとした点で影響は大きかった。

競争社会のなかで、首尾一貫感覚を強化して個人の努力で競争に勝ち抜く志向性が求められると同時に、それがストレスの多い一種の病的な行動パターンとして医学的介入の対象とされてしまうというジレンマを、医療社会学者エリアンヌ・リスカは次のようにまとめている[19]。

アメリカの白人中流階級の稼ぎ手が伝統的な男性性の道徳的価値観と一体化するならば、それを追い求めた結果として「タイプA人間」という医学的ラベルを受け取るのだ。

病気の自己責任論

病気になった原因の一部は本人自身の性格（ストレスに対する脆弱性）にあるという考え方を、「自分で努力すれば病気を治すことができるだろう」という希望として受け取る人もいるかもしれない。だが、まったく逆に、病気にかかったり、それがなかなか治らなかったりするのは、本人の性格の問題、つまりストレスに対する弱さのためだから、「病気になるような自分の生き方が悪かった」という罪責感を強める後ろ向きの方向に進んでしまうこともあるだろう。とくに医療者が、「ストレスに弱く病気になりやすい性格」などという表現をすれば、治療がうまく行かなかったのは患者の性格がストレスに弱いからであって、患者自身の責任だということになってしまいかねない。医療社会学者のロバート・クロフォードは、これを「犠牲者非難イデオロギー」と呼んで、患者本人を病気になった責任者として非難する現代の道徳主義と厳しく批判している[20]。

治療をしてもしなくても、個人こそが自分の心理的健康に責任がある。たいてい、心理的失敗は他人から非難される必要はなく、私たちは自分で自分を非難するのだ。だからこそ、心理的障害は、道徳的堕落や遺伝的劣等性と同様に、犠牲者自身を非難するのに効果的で、支配的な社会秩序を強化するのだ。

心理学的な意味でのストレスという概念は、状況がコントロールできないということを認識したときの無力感のことを指している。しかし、病気や障害はしばしば、病因不明であったり、感染症であったり、交通事故や災害であったり、本人自身がコントロールできない原因から生じることが多い。だが、ストレスという言葉をあやつる現代の道徳主義者たちは、コントロールできないという認識をストレスとして強調し、それこそが病気を悪化させていると主張する。こうした自分自身が病気に責任があるという考え方は、確かに無力感は取り除いてくれるかもしれない。だが、そのかわりに別の重荷、罪責感を病気で苦しむ人々の肩の上に載せてしまうのではないだろうか。そこには、さらに、人間は心のもち方次第で、何でもコントロールできるはずなのに、それをしようとしない自分自身にこそ病気の責任があるのだという非難が暗黙のうちに加わっている。

ストレスに対して抵抗力をもつタイプの人間の理想像は、グローバリゼーションのなかで最も適応しうる人間の姿と奇妙なまでに一致している。グローバルな競争のために、年功序列や終身雇用の制度が崩れていくなかで、リストラによって仕事を次々と変えることになっても、少ないストレスで効率的に新しい仕事を処理し、そこに有意味感を見いだしていく柔軟性という能力は、一見すばらしいものに思えるからだ。だが、グローバリゼーションと表裏一体のものとして「格差社会」

が論じられるように、社会構造や経済プロセスの変化にともなう犠牲の痛みを一方的に押しつけられてしまう人たちもまた確実に存在している。電気ショックを止めるスイッチをもっているラットと受動的に電気ショックを受けるだけのラットの実験は、グローバリゼーションのなかでの「勝ち組」と「負け組」の姿に重なってこないだろうか。さらに、負け組と見なされた「フリーター」や「ニート」に向けられる道徳主義的な自己責任論は、犠牲者非難イデオロギーの言説と重なり合う。

病気や苦しみを避けて健康を求めることは当然視されているために、健康や病気をめぐる医学の言説はどのような人間が社会的に好ましいかという価値観の言説と絡まり合う。社会的・経済的な格差やジェンダーやエスニシティによる差異を個人のストレスへの適応能力やストレス脆弱性を通じて語るならば、現在の社会秩序やそこでの人間の価値付けを、医学的・生物学的に自然で当たり前のものだとして正当化してしまうことにつながりかねない。そう考えると、ストレスよりも、ストレス概念の社会での使われ方の方がはるかに危険で恐ろしいのではないか。

註

I

第一章　アウトブレイクの社会的効用

（1）*Newsweek*, May 12, 2003, p. 19

（2）56th World Health Assembly, A56/48 Revision of the International Health Regulations: Severe acute respiratory syndrome (SARS), May 17, 2003. 第一一項目。

（3）スーザン・ソンタグ著、富山太佳夫訳『エイズとその隠喩』みすず書房、一九九〇年（原著一九八八年）および、スーザン・ソンタグ著、富山太佳夫訳『隠喩としての病い』みすず書房、一九八二年（原著一九七八年）。

（4）François Delaporte, *Disease and Civilization: The Cholera in Paris, 1832,* The MIT press (English translation by Arthur Goldhammer), 1986., p. 6

（5）Case Definition for Surveillance of Severe Acute Respiratory Syndrome (SARS) ＷＨＯのホームページに掲載。

（6）Updated Interim Surveillance Case Definition for Severe Acute Respiratory Syndrome (SARS)——United States, April 29, 2003. *MMWR* 52;391-3, May 2, 2003.

（7）検査結果が陽性の場合はＳＡＲＳコロナウィルス感染症と診断可能だが、陰性の場合、それ以外の病原体が同時に発生して、臨床的ＳＡＲＳを引き起こしている可能性も二〇〇三年の段階では否定できなかったことは記憶しておくべき点である。医学史にはこうした「誤認」による病原体発見が後に覆された例は数多い。たとえば、顕微鏡で肉眼的には見えないウィルスであるはずのインフルエンザの病原体（インフルエンザ・ウィルス）は、当初はヘモフィルス・インフルエンザという細菌として顕微鏡によって「発見」されている（その後に、この細菌とインフルエンザとの関連は否定された）。

（8）Update: Severe Acute Respiratory Syndrome――United States, May 28, 2003. *MMWR* 52;500-1, May 30, 2003.

（9）T.G. Ksiazek et al., A novel coronavirus associated with Severe Acute Respiratory Syndrome., *NEJM* 348; 1953-66, 2003. C. Drosten et al., Identification of a novel coronavirus in patients with Severe Acute Respiratory Syndrome, *NEJM* 348;1967-76, 2003.

（10）ジャン・ドリュモー著、永見文雄、西澤文昭訳『恐怖心の歴史』新評論、一九九七年（原著一九七八年）、二五一頁。

（11）この点をもっとも初期に指摘した論考として、谷田憲俊「新興感染症ＳＡＲＳ（重症急性呼吸器症候群）と欠陥が露呈した『感染症新法』」、正しい薬と治療の情報、五月号、二〇〇三年、四九―五三頁。

（12）我が国における「重症急性呼吸器症候群（ＳＡＲＳ）」の疑い例等の報告状況（厚生労働省ホームページより）。

（13）ジグムント・バウマン著、中道寿一訳『政治の発見』日本経済評論社、二〇〇二年（原著一九九九年）、六七頁。

（14）B. Reilly et al., SARS and Carlo Urbani, *NEJM* 348:1951, 2003.

（15）二〇〇二年一一月一六日に、広東省の四六歳の男性が奇妙な呼吸器症状を示して入院しており、保存されていた血液をその後に検査したところ、ＳＡＲＳコロナウィルス抗体が検出された。確認可能な範囲では、この患者が遡及的にはＳＡＲＳ一号患者と考えられている。

（16）WHO Disease Outbreaks, Acute Respiratory Syndrome, ＷＨＯホームページより。

（17）スラヴォイ・ジジェクが指摘するとおり、想像的イメージに人々が呼び止められるためには、そこに享楽（jouissance）の染みがなくてはならない（鈴木晶訳『イデオロギーの崇高な対象』河出書房新社、二〇〇〇年（原著一九八九年））。ラカン語を使えば、ＳＡＲＳという症候群は、記号としての症状（symptôme）の集合であるだけでなく、享楽の次元にあるサントーム（sinthome）をも含んでいる。チフスのメアリーが感染を広げることに悦びを見いだす悪意ある魔女として描かれたり、日本へ旅行者として訪れ、帰国後にSARSを発症した台湾人医師が「買春」を通じて感染を広げた可能性があると一部で報じられたことは、この享楽の次元と関連している。

（18）Judith Waltzer Leavitt, *Typhoid Mary: Captive to the Public's Health*, Beacon press, 1996., Priscilla Wald, Cultures and Carriers: 'Typhoid Mary' and the Science of Social Control, in *Social Text* 52-3;181-214, 1997.

（19）都市伝説ではなく、実際のエイズ0号患者のイメージの分析としてはダグラス・クリンプ著、竹村和子訳「エイズの時代にいかに乱交を続けるか」、田崎英明編『文芸スペシャル・3　エイズなんてこわくない』河出書房新社、一九九三年、所収（原著一九八八年）。

（20）Severe Acute Respiratory Syndrome——Singapore, 2003. *MMWR* 52;405-11, May 9, 2003.

（21）T. Abraham, *Twenty-first Century Plague: The Story of SARS*, Johns Hopkins University Press., 2005. 渡辺也寸志「SARS超感染第一号『毒王』追跡ルポ」、新潮45、二〇〇三年六月号、五八—六五頁。

（22）Update: Outbreak of Severe Acute Respiratory Syndrome —— Worldwide, 2003, *MMWR* 52;241-8, 2003. K.W.Tsang et al., A cluster of Severe Acute Respiratory Syndrome in Hong Kong. *NEJM* 348;1977-85, 2003.

（23）S.M. Poustanen et al., Identification of Severe Acute Respiratory Syndrome in Canada., *NEJM* 348;1995-2005, 2003.

（24）グローバリゼーションと生権力の関係性を身体のテクノロジーという観点から分析したものとして、拙稿「身体のテクノロジーとリスク管理」、山之内靖、酒井直樹編『総力戦体制からグローバリゼーションへ』平凡社、二〇〇三年、所収。

（25）ミシェル・フーコー著、田村俶訳『監獄の誕生　監視と処罰』新潮社、一九七七年（原著一九七五年）、二〇一頁。

（26）フーコー、前掲書、二〇一頁。

（27）カルロ・M・チポッラ著、日野秀逸訳『ペストと都市国家 ルネサンスの公衆衛生と医師』平凡社、一九八八年（原著一九七六年）。

（28）Severe Acute Respiratory Syndrome —— Singapore, 2003. *MMWR* 52;405-11, May 9, 2003.

（29）Severe Acute Respiratory Syndrome —— Taiwan, 2003. *MMWR* 52;461-6, May 23, 2003.

（30）ディヴィッド・ライアン著、河村一郎訳『監視社会』青土社、二〇〇二年（原著二〇〇一年）。

（31）産経新聞特別取材班『エシュロン アメリカの世界支配と情報戦略』角川書店、二〇〇一年。

（32）WHO ,Severe Acute Respiratory Syndrome (SARS): Status of the outbreak and lessons for the immediate future, Geneva, 20 May, 2003. WHOホームページより。

（33）There are two sides of biodefence, *Nature* 422: 545, 2003.

（34）56th World Health Assembly, A56/48 Revision of the International Health Regulations: Severe acute respiratory syndrome (SARS), May 17, 2003. 第二六項目。

第二章 防疫線上の政治

（1）マイク・ディヴィス著、柴田裕之、斉藤隆央訳『感染爆発 鳥インフルエンザの脅威』紀伊國屋書店、二〇〇六年（原著二〇〇五年）に詳しい。

（2）WHOホームページより。

（3）最近、一部で、インフルエンザという疾病が英語のfluという病気に相当するという誤った記述を目にする。英語圏では伝統的に、身体に熱感のある風邪をflu、寒気のする風邪をcoldと呼んでいる。この区分が民族的病気分類であって、インフルエンザ・ウィルスによって引き起こされた感染症かどうかという医学的分類とはまったく無関係であることは医療人類学での常識である。

（4）ジョン・バリー著、平沢正夫訳『グレート・インフルエンザ』共同通信社、二〇〇五年（原著二〇〇四年）。A・W・クロスビー著、西村秀一訳『史上最悪のインフルエンザ　忘れられたパンデミック』みすず書房、二〇〇四年（原著一九八九年）。速水融『日本を襲ったスペイン・インフルエンザ　人類とウィルスの第一次世界戦争』藤原書店、二〇〇六年。

（5）ピート・デイヴィス著、高橋健次訳『四千万人を殺した戦慄のインフルエンザの正体を追う』文春文庫、二〇〇七年（原著一九九九年）。

（6）鳥類に毒性が強いことと人類に毒性が強いことは一致するとは限らない。たとえば、スペイン風邪でのインフルエンザ・ウィルスは、H1N1型であって鳥類に対しての毒性は低かったはずである。また、毒性の強弱とは別に、感染力の強弱という問題もある。毒性が強かったとしても人類での感染力が弱ければ大流行が起きることはない。スペイン風邪以降でのインフルエンザの世界的大流行は、一九五七年のアジア風邪（H2N2型、死亡者数およそ百万人）、一九六八年の香港風邪（H3N2型、死亡者数およそ七五万人）である。つまり、大流行を起こす人類での感染力の強いタイプのインフルエンザは今話題になっているH5型ではなく、H1、H2、H3型だけである可能性も否定できない。また、中国の一部地域では、H5型のインフルエンザ・ウィルスに対する抗体が住民に数パーセント認められるという報告もある。こうした事実を総合して冷静に考えれば、H5型のインフルエンザはすでに存在しているが、そもそも大流行を引き起こすような危険なものではないという説もある（Declan Butler, Yes, but will it jump? *Nature* 439:124-5, Jan 12, 2006.）。

（7）WHO, Avian Influenza: assessing the pandemic threat., 2005（WHOホームページ資料）。以下の事実関係の記載の多くは、WHOホームページ上の資料に基づいている。

（8）タイでの例が報告されている（鳥インフルエンザに感染した少女を看病した母親と叔母に感染?・）。Ungchusak K. et al., Probable person-to-person transmission of avian influenza A（H5N1), *NEJM* 352(4); 333-40.,Jan 27, 2005.

（9）本書第一章、参照。

（10）Laurie Garrett, The Next Pandemic?, *Foreign Affairs*, July/August, 2005, p.p.3-23., p.19.

（11）たとえば、アーノ・カーレン著、長野敬、赤松真紀訳『病原微生物の氾濫』青土社、一九九六年（原著一九九五年）。

（12）W. B. Karesh, R.A. Cook, The human-animal link, *Foreign Affairs*, July/August, 2005, p.p.38-50.

（13）http://www.oneworldonehealth.org/sept2004/owoh_sept04.html

（14）三島亜紀子『児童虐待と動物虐待』青弓社、二〇〇五年、一二三頁。

（15）ジョルジョ・アガンベン著、岡田温司、多賀健太郎訳『開かれ　人間と動物』平凡社、二〇〇四年（原著二〇〇二年）、一二〇頁（訳文は文脈に併せて変更した）。

第三章　グローバルエイズの政治経済学

（1）UNAIDS, *2002 Report on the global HIV/AIDS epidemic*, p. 1245, http://www.unaids.org.

（2）抗ＨＩＶ薬の多剤併用療法（Highly Active Anti-retroviral Therapy（HAART））のこと。逆転写酵素阻害剤とプロテアーゼ阻害剤を三種以上組み合わせた治療法で、ＨＩＶ感染の初期から使用することで、エイズの発症を抑制する働きがある。

（3）いわゆる多国籍企業は、その業務においては国境を越えたという意味でのトランスナショナルな企業ではあるが、本社は一つであって、実際には多国籍（マルチナショナル）なわけではない。

（4）グローバルエイズに関する優れた入門書として、アリグザンダー・アーウィン、ジョイス・ミレン、ドロシー・ファローズ著、八木由里子訳『グローバル・エイズ　途上国における病の拡大と先進国の課題』明石書店、二〇〇五年（原著二〇〇三年）。

（5）UNAIDS, 2006 Report on the global AIDS epidemic; An UNAIDS 10th Anniversary Special Edition, http://www.unaids.org.

（6）林達雄『エイズとの闘い　世界を変えた人々の声』岩波ブックレット、二〇〇五年。栗原千絵子、松本佳代子、丁元鎮、斉尾武郎「ＡＩＤＳ危機と薬の知的財産権（前編）　抗ＨＩＶ薬をめぐる特許紛争とＷＴＯドーハ宣言の意義」、臨床と薬物治療、二一巻五号、二〇〇二年、五一七―二三頁、「ＡＩＤＳ危機と薬の知的財産権（後編）　知的財産権の新たな枠組みと必須医薬品へのアクセス」、二一巻六号、二〇〇二年、六二三―三〇頁。Peter Drahos and John Braithwaite, *Information feudalism: Who owns the knowledge economy?*, New Press, 2002. Anne-Christine D'Adesky, *Moving Mountains: The race to treat global AIDS*, Verso, 2004.

（7）UNAIDS, 2003 A global view of HIV infection, sheet, http://www.unaids.org.

（8）マーシャ・エンジェル著、栗原千絵子、斉尾武郎訳『ビッグ・ファーマ　製薬会社の真実』篠原出版新社、二〇〇五年（原著二〇〇四年）、二二九頁。

（9）パブリック・シティズン著、海外市民活動情報センター訳『誰のためのＷＴＯか？』緑風出版、二〇〇一年（原著一九九九年）、一七一頁。

（10）ランディ・シルツ著、曽田能宗訳『そしてエイズは蔓延した』上・下、草思社、一九九一年（原著一九八七年）。

（11）マリタ・スターケン著、岩崎稔、杉山茂、千田有紀、高橋明史、平山陽洋訳『アメリカという記憶　ベトナム戦争、エイズ、記念碑的表象』未来社、二〇〇四年（原著一九九六年）。

（12）一般名はジドブジン。商標名ではレトロビルとして日本では販売されている。

（13）トム・コリンズ、トレヴァー・ピンチ著、村上陽一郎、平川秀幸訳『迷路のなかのテクノロジー』化学同人社、二〇〇一年（原著一九九八年）の第七章に詳しい。Steven Epstein, *Impure science: Activism, and the Politics of Knowledge*, University of California Press, 1998.

（14）新しい医薬品の臨床試験では、動物実験に続いて、三段階での人間を対象とした実験が行われる。第一相は少数の健常者ボランティアを対象とした毒性試験、第二相は少数の患者ボランティアを対象とした臨床試験、第三相では多数の患者ボランティアを対象とした臨床試験である。ただし、抗ガン剤やエイズ治療薬のように、対象疾患が致死的な場合には、毒性の強い医薬品が使われる場合があるため、第一相試験を省略する。

（15）Douglas Crimp ed., AIDS: *Cultural Analysis, Cultural Activism*, MIT press, 1998. とくに、Bordovitz 論文。また、ＡＣＴＵＰのホームページ http://www.actupny.org/documents/cron-87.html

（16）Benjamin Shepard, Ronald Hayduk ed., *From ACTUP to WTO: Urban protest and community building in the era of globalization*, Verso, 2002.

（17）アーウィンほか、前掲書。

（18）スーザン・ジョージ、マーティン・ウルフ著、杉村昌昭訳『徹底討論　グローバリゼーション賛成反対』作品社、二〇〇二年（原著二〇〇二年）。

（19）ＴＲＩＰＳ協定と公衆衛生に関する宣言（二〇〇二年、ドーハ）

1　ＨＩＶ／ＡＩＤＳ、結核、マラリアや他の感染症といった途上国等を苦しめている公衆衛生の問題の重大さを認識。

2　ＴＲＩＰＳ協定がこれらの問題への対応の一部である必要性を強調。

3　知的所有権の保護の、新薬開発のための重要性を認識。医薬品価格への影響についての懸念も認識。

4　ＴＲＩＰＳ協定は、加盟国が公衆衛生を保護するための措置をとることを妨げないし、妨げるべきではないことに合意。公衆衛生の保護、特に医薬品へのアクセスを促進するという加盟国の権利を支持するような方法で、協定が解釈され実施され得るし、されるべきであることを確認。

5　ＴＲＩＰＳ協定におけるコミットメントを維持しつつ、ＴＲＩＰＳ協定の柔軟性に以下が含まれることを認識。

（ａ）ＴＲＩＰＳ協定の解釈には国際法上の慣習的規則、ＴＲＩＰＳ協定の目的を参照。

（b）　各加盟国は、強制実施権を許諾する権利及び当該強制実施権が許諾される理由を決定する自由を有している。
（c）　何が国家的緊急事態かは各国が決定可能、HIV／AIDS、結核、マラリアや他の感染症は国家的緊急事態と見なすことがあり得る。
（d）　知的所有権の消尽に関して、提訴されることなく、各国が制度を作ることができる。
6　生産能力の不十分または無い国に対する強制実施権の問題はTRIPS理事会で検討し、二〇〇二年末までに一般理事会に報告。
7　後発開発途上国に対する技術移転促進を再確認。後発開発途上国に対して二〇一六年一月まで医薬品に関しては経過期間を延長。その経過期間の延長を求める権利を妨げない。
（20）上田昭博『プロパテント・ウォーズ　国際特許戦争の舞台裏』文藝春秋社、二〇〇〇年。
（21）佐々木隆雄『アメリカの通商政策』岩波新書、一九九七年。アン・O・クルーガー著、星野岳穂、中村洋、小滝一彦訳『アメリカ通商政策と自由貿易体制』東洋経済新報社、一九九六年（原著一九九五年）。スティーブ・ドライデン著、塩飽二郎、石井勇人訳『通商戦士　米通商代表部（USTR）の世界戦略』上・下、共同通信社、一九九六年（原著一九九五年）。
（22）国際為替の安定を目的として設立されたIMFは、一九七一年のニクソンショック（ドルと金の交換停止）以降の変動相場制の下で機能低下した。その結果、南北問題や累積債務問題など、世界銀行と重なる役割を担い始めている。
（23）当時のアメリカ合州国の主流の経済学者たちは、大恐慌初期の一九三〇年に成立したホーリー・スムート関税法は、大恐慌から国内経済を守るためという名目でアメリカの関税率を史上最高に引き上げ、国際貿易を激減させる経済ブロック化の引き金を引いて、恐慌を長期化させたばかりでなく、第二次大戦の原因となった最大の失策だったと考えていた。

（24） 一九四七年末、革命前のキューバのハヴァナで行われた協議ではＩＴＯ設立を定めたハヴァナ憲章が調印されたものの、一九四八年にアメリカ議会はその憲章を批准せず、ＧＡＴＴだけが存続した。その背景には、戦禍で荒廃した西ヨーロッパ諸国の経済復興を目指すマーシャルプランの結果、西ヨーロッパからアメリカへの輸出が増大することを議会が懸念していたことがあった。

（25） アメリカ憲法では、関税率も含めた通商権限が大統領ではなく議会に与えられており、外交政策の一部というよりも国内問題として扱う傾向が強いという政治制度上の特徴がある。

（26） Drahos and Braithwaite, *Information Feudalism*, Earthscan Publications, 2002, p.68

（27） Oxfam, Formula for Fairness: Patient Rights before Patent Rights: Pfizer, 〈http://publications.oxfam.org.uk/oxfam/display.asp?K＝20040623_2316_000051〉

（28） 業界団体が政府に対して大きな影響力を持ったことには次のような事情があった。つまり、小さな政府を目標とするレーガン政権のもとでは、ＵＳＴＲは大きな権限にも関わらず、それに見合うだけの調査スタッフをもたなかった。そのため、ＵＳＴＲが何を不公正として監視し、どの国に対して貿易制裁を発動するかという判断の基盤となる調査データとして、アメリカの業界団体が中心となって作った報告書類が流用された。知的所有権の保護で団結した産業分野横断的な業界団体が存在し、しかもＵＳＴＲの諮問委員会と密接な人脈的関係を持っていたことの意味はドラホスとブレイスウェイトが指摘するようにきわめて大きい。

（29） Drahos and Braithwaite, 2002, p.93

（30） 一九九五年までの三〇一条発動は総数九五件、うちブラジル（一九八五、一九八七、一九九三）、韓国（一九八五）、アルゼンチン（一九八八）、タイ（一九九〇、一九九一）、インド（一九九一）、中国（一九九一、一九九四）、台湾（一九九二）の一一件が知的所有権関連である（件数の数え方や分類によって一四―五とするものもある）

（31） クルーガー、前掲書、一〇九頁。

（32）ＵＦＪ総合研究所新戦略部通商政策ユニット編『ＷＴＯ入門』日本評論社、二〇〇四年。
（33）Drahos and Braithwaite, 2002, p.87
（34）ローレンス・レッシグ著、山形浩生、守岡桜訳『FREE CULTURE』翔泳社、二〇〇四年（原著二〇〇四年）。
（35）名和小太郎著『ゲノム情報はだれのものか　生物特許の考え方』岩波書店、二〇〇二年。
（36）Drahos and Braithwaite, 2002, p.124
（37）Ｆ・Ｈ・フォスター、Ｒ・Ｌ・シュック著、安形雄三訳『入門アメリカ知的財産権』日本評論社、一九九一年（原著一九八九年）。
（38）王室が独占権を与えて利益の一部を要求する手法は、王室の財政が逼迫した一六世紀末のエリザベス一世の時代には乱用された。次のジェームズ一世のもとでは、独占権を新しい発明や産業に限定した「専売条例（一六二四年）」が制定され、こんにちの特許法の原型となったとされる。
（39）日本も含めてほとんどの国では、先願主義つまり、もっとも早く特許出願した者に特許が与えられる原則に基づいている。この場合は、新技術の発明か輸入かという点では、輸入であっても最初に出願した者に優先権がある。これに対して、アメリカ合州国などの一部の国では、先発明主義つまり、もっとも早く発明したと認定された者に特許が与えられる（国際的な特許制度の統一というＴＲＩＰＳの趣旨に併せて現在、議論が続いている）。
（40）ほかにも一九八〇年代までは、著作権の教育に関わる側面（発展途上国での安価な教科書の必要性など）はＵＮＥＳＣＯで議論され、国際的技術移転を中心とした貿易関連の側面についてはＵＮＣＴＡＤで議論されていた。いずれの組織も発展途上国の発言力が強かったことで知られる。一九八三年にアメリカ合州国はＵＮＥＳＣＯが「政治化」したという理由から脱退し（二〇〇三年に復帰）、ＵＮＥＳＣＯは弱体化した。ＵＮＣＴＡＤも、ＷＴＯ設立後の一九九〇年代半ばには廃止論も登場した。
（41）ヴァンダナ・シヴァ著、奥田暁子訳『生物多様性の保護か、生命の収奪か　グローバリズムと知的財産権』明石書店、二〇〇五年（原著二〇〇一年）。

（42）なお、こうした国内産業保護のための特許法の利用に先鞭をつけたのはイギリスである。ドイツの化学工業との競争を恐れて、一九一九年にイギリスは化学物質に対する特許制度を物質特許から製法特許に変更した。

（43）佐藤隆広「WTOの貿易関連知的所有権（TRIPS）協定と南北問題　インドを事例として」、経済学雑誌、一〇三巻三号、一七一五九頁、二〇〇二年。

（44）荒木好文『図解パリ条約』社団法人発明協会、一九九九年。荒木好文『図解TRIPS協定』社団法人発明協会、二〇〇一年。

（45）一九八八年には実際に三九〇〇万ドルの関税が貿易制裁として課された。

（46）Oxfam, Patent Injustice: How world trade rules threaten the health of poor people（http://www.oxfam.org.uk/what_we_do/issues/health/patent_injustice.htm）

（47）アフリカ日本協議会「治療へのアクセス権を全ての人に！　世界貿易機関（WTO）新ラウンド交渉における医薬品関係協議に関する資料集」（http://www.ajf.gr.jp/ja/）。

（48）TRIPS以降、二〇〇三年の第五回閣僚会議（カンクン）以来、議論の紛糾が続いてWTOは円滑に機能していない。それに対して、二国間での自由貿易協定（FTA; Free Trade Association）が重視される傾向にある。アメリカ合州国は、FTAでの協議において、TRIPSプラスというTRIPSよりもさらに厳しい条件を提示している。たとえば、特許の強制実施権については、営利企業ではなく、公的で非営利の場合のみ認めるという規定を加えている。また、ジェネリック医薬品の並行輸入に関しては、TRIPSのような国際条約ではなく、国内法で並行輸入を禁止することをFTAのなかに盛り込んでいる。（Oxfam, Robbing the Poor to Pay the Rich? How the United States keeps medicines from the world's poorest, http://www.oxfam.org.uk/what_we_do/issues/health/bp56_medicines.htm）

（49）もう一つ、大きな論争となった点は、強制実施権があったとしても医薬品を国内で生産することが困難な工業レベルの低い国に対してジェネリック医薬品の並行輸入を認めるかどうかという点であった。この点は、知的所有権の国際的枠組みという面では、特許権の国際的消尽に関わっている。つまり、A国で医薬品の物質特許が認められている場合、製法特許だけを認めるB国で生産された安価なジェネリック医薬品をA国が輸入することを認めるかどうかという議論である（特許権の国際的消尽を認めない立場からは、並行輸入は認められない）。二〇〇三年八月一三日の医薬品アクセス合意では、安価なジェネリック医薬品が先進国に安価で輸入されないように厳重に管理し、その詳細をTRIPS理事会に報告するという条件のもとで、医薬品の生産能力が不十分な国に限ってジェネリック医薬品の輸入が認められることになった。

（50）サスキア・サッセン著、伊豫谷登士翁訳『グローバリゼーションの時代　国家主権の行方』平凡社、一九九九年（原著一九九六年）。

（51）国際製薬協会の主張によれば、第三世界での医薬品アクセスが不十分な理由は、知的所有権制度ではなく、全般的な貧困や国内の医療保健制度の未整備が原因であるという。たしかに、特許とは無縁な抗マラリア薬や抗生物質が、エイズ医薬品に比べて入手しやすいわけではない。

（52）エンジェル、前掲書、とくにその二から五章。

（53）抗エイズ薬を開発した研究者のチームは後に、バロウズ・ウェルカム社の姿勢を批判する次のような公開書簡を発表した。「AZTの開発にとっての最大の障害物は、バロウズ・ウェルカム社が生きたエイズ・ウィルスでの研究を行おうとせず、エイズ患者からの検体を受け取ろうとしなかったことだった。」（ニューヨークタイムズ一九八九年九月二八日）

II

第四章 〈生〉のテクノスケープ

（1）Hanna Landecker, Immortality, In Vitro: A History of HeLa Cell Line, in Paul E. Brodwin ed. *Biotech-*

nology and Culture: Bodies, Anxieties ,and Ethics, Indiana University Press, p.p. 53-72, 2000. に詳しい。また、ジョージ・ゲイについては、H.W. Jones, V.A. McKusik, P.S. Harper, K-D, Wuu, George Otto Gey（1899-1970）; The HeLa cell and a reappraisal of its origin, *Obstetrics and Gynecology* 38(6):945-9, 1971., A.M. Harvey, Johns Hopkins. The birthplace of tissue culture: The story of Ross G. Harrison, Warren H. Lewis and George O. Gey, *The Johns Hopkins Medical Journal* 136:142-9, 1975.

（2）F. B. Bang, History of tissue culture at Johns Hopkins, *Bulletin of the History of Medicine* 51:516-37, 1977. p. 534

（3）G.O. Gey, W. D. Coffman, M.T. Kubicek, Tissue culture studies of the proliferative capacity of cervical carcinoma and normal epithelium, *Cancer Research* 12(4):264-5, 1952.

（4）B.J. Culliton, HeLa cells: Contaminating cultures around the world, *Science* 184(7 June):1058-9, 1974. ちなみに、この記事では、患者の名前がヘレン・レイン（Helen Lane）として記されている。

（5）註1、H. Landecker, 2000.

（6）S.M. Gartler, Apparent HeLa cell contamination of human heteroploid cell lines, *Nature* 217(Feb 24):750-1, 1968.

（7）とくに有名な例としては、レナード・ヘイフリックと連邦政府との間のWI－38細胞の所有権をめぐる裁判（一九八一年に決着）と白血病患者ジョン・ムーアに由来するMo細胞の所有権をめぐる裁判（一九九〇年に決着）がある。前者に関しては、スティーブン・S・ホール、松浦俊輔訳『不死を売る人々　「夢の医療」とアメリカの挑戦』阪急コミュニケーションズ、二〇〇四年（原著二〇〇三年）に詳しい。後者に関しては、L・アンドルーズ、D・ネルキン著、野田亮、野田洋子訳『人体市場　商品化される臓器・細胞・DNA』岩波書店、二〇〇二年（原著二〇〇一年）、およびA・キンブレル著、福岡伸一訳『ヒューマンボディショップ　臓器売買と生命操作の裏側』化学同人、一九九五年（原著一九九三年）に詳しい。

（8）L・アンドルーズ、D・ネルキン、前掲書。
（9）アルジュン・アパデュライ著、門田健一訳『さまよえる近代　グローバル化の文化研究』平凡社、二〇〇四年（原著一九九六年）。とくに、その第二章。
（10）ヴァルター・ベンヤミン著「暴力批判論」（野村修編訳『暴力批判論他十編』岩波文庫、一九九四年、所収）、六三頁。
（11）ベンヤミン「暴力批判論」、六二頁。
（12）ベンヤミンにおける「生」の問題が、もっとも先鋭的に表れているのは、「たんなる生命」をめぐる議論ではなく、「死後の生」に関わる議論である。初期には、死後の生を現実化させる「翻訳者の使命」として論じられていたことが、晩年には史的唯物論として言い換えられている。
（13）短いけれども、この点に関する優れた読解としてジャック・デリダの「ベンヤミンの個人名」がある（堅田研一訳『法の力』法政大学出版局、一九九九年（原著一九九四年）、一六四―五頁）。これに対して、ジョルジョ・アガンベンの『ホモ・サケル』は、「たんなる生命」の二重性を、アリストテレスにまで遡行させ、通時代的な哲学的カテゴリーとして論じてしまうために、その二重性がもつ近現代的性格や歴史的被規定性を、いくつかの点でとらえそこねている（高桑和巳訳『ホモ・サケル　主権権力と剝き出しの生』以文社、二〇〇三年（原著一九九五年））。
（14）ロバート・N・プロクター著、宮崎尊訳『健康帝国ナチス』草思社、二〇〇三年（原著一九九九年）、一七頁。
（15）ミシェル・フーコー著、田村俶、雲和子訳『自己のテクノロジー　フーコー・セミナーの記録』岩波書店、一九九〇年（原著一九八八年）、二二三―四頁。「個人の政治テクノロジー」として、『ミシェル・フーコー思考集成X』（筑摩書房、二〇〇二年、三五四―七二頁）にも収録されている。
（16）ミシェル・フーコー著、渡辺守章訳『性の歴史1　知への意志』新潮社、一九八六年（原著一九七六年）。また、生権力に関する筆者の視点については、「バイオポリティクスの理論に向けて」、経済学雑誌（大阪市立大学経済学会）、一〇四巻四号、八五-一〇二頁を参照してもらいたい。
(17) フーコー『性の歴史1　知への意志』、一七六頁。
(18) ニコラス・ウェイド著、高野利也訳『医療革命』岩波書店、二〇〇四年（原著二〇〇一年）。中辻憲夫編『再生医学の基礎』名古屋大学出版会、二〇〇三年。中辻憲夫インタビュー、「再生医療研究の現在」、現代思想、三〇巻二号、二〇〇二年、六〇―七五頁。
(19) ホール、前掲書。
(20) 中辻編、前掲書に詳しい。
(21) 中辻編、前掲書、八頁。また、ほぼ同時に、アメリカ合州国のマーチンらも同様の報告をしている。
(22) ヒト胚を使う方法以外にも、ウシ卵子にヒトの核移植を行う方法（ヒト性融合胚）もあり得るが、これは確かにヒト胚ではないものの、ヒトと他の動物を混在させるという問題が生じる。また、ヒトの遺伝子を受精卵のころの未分化な状態に戻してES細胞を生み出す化学物質（再プログラミング因子）を開発する計画もある。ニコラス・ウェイド、前掲書、二〇三頁。
(23) 荻野美穂『中絶論争とアメリカ社会　身体をめぐる戦争』岩波書店、二〇〇一年、一一七頁。
(24) 体外で作成された受精卵を子宮に移植しても、それが着床して妊娠が成立するかどうかは確実とはいえない。また、排卵誘発剤を使って卵子を採取することそのものも提供者である女性にとって負担となる。そのために、一度に複数個の受精卵を作成することが一般的に行われている。
(25) 規制の下であっても、研究目的でのヒト胚の作成が認められているのは、イギリス、シンガポールなどごくわずかである。
(26) 石井美智子「我が国のヒトES細胞研究が抱える3つの法的問題」、細胞工学、二三巻一一号、二〇〇四年、一二八九―九二頁。
(27) 粥川準二『クローン人間』光文社新書、二〇〇三年。

（28）個人ごとにオーダーメイドする手法は、産業的に見れば採算はとれない。将来的には、何らかの形で免疫系を制御して、テーラーメイドの組織や臓器を量産することが目標となる。この場合、免疫学的に好ましい遺伝形質をもった受精卵（ヒト胚）を得るためにはクローン技術（治療目的クローニング）が必要となる。
（29）荻野、前掲書に詳しい。
（30）グレゴリー・E・ペンス著、宮坂道夫・長岡成夫訳『医療倫理1　よりよい決定のための事例分析』みすず書房、二〇〇〇年（原著一九九〇年）。
（31）梅毒に感染したアフリカ系アメリカ人を故意に無治療で放置したタスキギー事件の発覚（一九七二年）は、その象徴的事例である。金森修『負の生命論　認識という名の罪』勁草書房、二〇〇三年、に詳しい。
（32）アメリカ合州国での医学研究規制の歴史については、デヴィッド・ロスマン著、酒井忠昭監訳『医療倫理の夜明け　臓器移植・延命治療・死ぬ権利をめぐって』晶文社、二〇〇〇年（原著一九九一年）。
（33）米本昌平『先端医療革命　その技術・思想・制度』中公新書、一九八八年。
（34）二〇〇一年八月九日のブッシュ演説以前であっても、当初は生殖目的で作成された余剰胚であり、提供者のインフォームド・コンセントを得た上で、しかも提供者には金銭的報酬を与えていないことを必要条件としている。
（35）L・B・アンドルーズ著、望月弘子訳『ヒト・クローン無法地帯　生殖医療がビジネスになった日』紀伊國屋書店、二〇〇〇年（原著一九九九年）。
（36）ホール、前掲書、一九六頁。
（37）ホール、前掲書、二〇〇頁。
（38）ホール、前掲書、一九七頁。
（39）アンドルーズ『ヒト・クローン無法地帯　生殖医療がビジネスになった日』。
（40）M・ワーノック著、上見幸司訳『生命操作はどこまで許されるか』協同出版、一九九二年（原著一九八五年）。
（41）一四日という期間には、胚に原始線条とよばれる神経系の原型ができる時期であること、双生児になる可能性があるかどうかの分岐点（個体としての発生開始）の時期であること、通常の妊娠の場合の着床完了の時期であること、などのいくつかの理由がある。

(42) 松田純監訳『ドイツ連邦議会審議会答申　人間の尊厳と遺伝子情報――現代医療と倫理（上）』知泉書館、二〇〇四年（原著二〇〇二年）、一八頁。

(43) 松田純『遺伝子技術の進展と人間の未来　ドイツ生命環境倫理学に学ぶ』知泉書館、二〇〇五年、三七頁。

(44) ユルゲン・ハーバーマス著、三島憲一訳『人間の将来とバイオエシックス』法政大学出版局、二〇〇四年（原著二〇〇一年）。

(45) 橳島次郎『先端医療のルール』講談社現代新書、二〇〇一年に紹介されている。

(46)「生命倫理法」にいたる法哲学の歴史をたどった読み物として、ジャン＝ピエール・ボー、野上博義訳『盗まれた手の事件　肉体の法制史』法政大学出版局、二〇〇四年（原著一九九三年）がある。

(47) カント的な意味において、尊厳をもつものは、あらゆる価格を超絶しているために、等価なものと交換することはできない。尊厳あるものに格付けすることが不可能であることはいうまでもない。

(48) 粥川準二の『クローン人間』では、ジェンダーの観点を重視して、生殖技術一般が、女性からの卵子提供に基づいていることに改めて注意を喚起している。従来の医療倫理の立場に立つ限りは、卵子提供者の自己決定権を尊重し、被験者として保護することは、まったく正当である。だが、すでに作成されたES細胞の輸入などの問題も生じている現状では、自己決定権の尊重と被験者保護だけで十分とは言えない。

第五章　「脳死」の神話学

(1) 立花隆『脳死』中央公論社、一九八六年、一〇頁。

(2) 立花隆『脳死再論』中央公論社、一九八八年、『脳死臨調批判』中央公論社、一九九二年。

(3) 梅原猛編『脳死は、死でない。』思文閣出版、一九九二年。

（4）たとえば、唄孝一『脳死を学ぶ』日本評論社、一九八九年。

（5）歴史的に見れば、こんにちの「脳死」に相当するとされるのは、一九五九年に「昏睡を超えた状態」として報告されたのが最初である（Mollaret P, Goulon M, Le coma depasse (memoire preliminere), *Rev Neurol* 1959: 101: 3-15.; Wertheimer P, Jouvet M, DescotesJA., A propos du diagnostic de la mort du systeme nerveux dans les comas avec arret respiratoire traites par la respiration artificielle., *Presse Medicale* 57:87-8, 1959.）。その後、世界初の心臓移植（一九六七年）を受けて、一九六八年の「不可逆性昏睡」の診断基準が提唱された（Ad Hoc Committee of the Harvard Medical School, A definition of irreversible coma., *JAMA* 205:85-8, 1968.）。

（6）阿部知子・渡部良夫編『「脳死」からの臓器移植はなぜ問題か』ゆみる出版、一九九四年。

（7）森岡正博『増補決定版　脳死の人　生命学の視点から』法蔵館、二〇〇〇年。

（8）唄孝一「心臓移植への法的提言」、朝日ジャーナル、一〇巻三号（一九六八年）。後に凍結された（「『死亡』と『死体』についての覚え書き（一）」ジュリスト四八三号（一九七一年）、「脳死と民法（上）」、ジュリスト八二八号（一九八五年））。

（9）村岡潔「先端医療」、黒田浩一郎編『現代医療の社会学』世界思想社、一九九五年、二二五―四四頁。

（10）ジョン・L・オースティン著、坂本百大訳『言語と行為』大修館書店、一九七八年（原著一九六二年）。

（11）「脳死」判定の行為遂行的次元を検討する方法としては、医療の場での「脳死」判定を通じて「脳死」状態がどのようにして構成（構築）されていくかを分析する方法がある。これは、意味が生成されるミクロな場面に目を向ける手法であり、社会学的に興味深い研究領域（エスノメソドロジーや構築主義）と思われる。だが、ここでは、次節に示すように、さらに記号論を形式化して徹底的に洗練させるアプローチをとる。

（12）ルートヴィヒ・ウィトゲンシュタイン著、藤本孝志訳『ウィトゲンシュタイン全集8　哲学探究』大修館書店、一九七六年（原著一九五三年）、三九頁。

(13) クロード・レヴィ＝ストロース著、荒川幾男ら訳『構造人類学』みすず書房、一九七二年(原著一九五八年)。
(14) アルジルダス・J・グレマス著、赤羽研三訳『意味について』水声社、一九九二年(原著一九七〇年)。
(15) 逆に、医療者が「臨床的には脳死状態で回復の見込みがない」と語っても、その予後判定に抵抗して、親族や友人が近代医学的介入をさらに求めたとすれば、それは近代医学(による生死判定)への拒否とみることもできる。
(16) たとえば、生命倫理研究会・脳死と臓器移植問題研究チームによる「臓器の摘出に関する法律試案」(一九九一年)。
(17) その記録は、日本移植学会編『脳死と心臓死の間で』メヂカルフレンド社、一九八三年。
(18) 東大PRC企画委員会編『脳死(増補改訂版)』技術と人間社、一九八六年。
(19) 科学的啓蒙(の挫折)の延長線上に専門家主導の「社会的合意」をめぐる「脳死」と臓器移植論争が登場したという見方(林真理『操作される生命　科学的言説の政治学』NTT出版、二〇〇二年)を本章では採用しない。本章の基本的な考え方は、医療者や法律家というエリートの意図だけで歴史を語ることが可能だという勝利者史観と対極にある。
(20) 東大PRC企画委員会編、前掲書、七四—七頁。
(21) 櫛島次郎『脳死　臓器移植と日本社会』弘文堂、一九九一年、一九三頁。
(22) 村岡潔、前掲論文。
(23) 小松美彦『死は共鳴する』勁草書房、一九九六年、二二〇頁。
(24) 森岡、前掲書。
(25) この議論に対して、実現不可能に決まっている単なる言葉遊びとして否定しさる態度をとることはたやすい。だが、むしろ注目しなくてはならないのは、その荒唐無稽さにもかかわらず、治療をうけて脳不全のままによみがえった(ただし本人の脳は自意識として機能しないままに)「脳死」患者ともみなし得る何ものかが、人々の集合的想像力のレベルにはとりついているということだ。恐怖映画の定番ともいいうる〈ゾンビ〉は、意思なき「生きている死者」として、この可能性を目に見える形象であらわしているとは考えられないだろうか。

（26） ベルトルト・ブレヒト著、千田是也訳「折り合うことについてのバーデンの教育劇」、『ブレヒト教育劇集（改訳版）』未来社、一九九四年、三七―八頁。

第六章　病者の光学

（1） ルートヴィヒ・ウィトゲンシュタイン著、藤本隆志訳『ウィトゲンシュタイン全集8　哲学探究』大修館書店、一九七六年（原著一九五三年）、二五三頁。

（2） B. H. Kevles, *Naked to the Bone: Medical Imaging in the Twentieth Century*, Helix Books, 1998. p. 36

（3） スタンリー・J・ライザー著、春日倫子訳『診断術の歴史　医療とテクノロジー支配』平凡社、一九九五年（原著一九七八年）、七九頁。

（4） ジョルジョ・ランテリ・ローラ著、浜中淑彦、大東祥孝訳『大脳局在論の成立と展開』医学書院、一九八三年（原著一九七七年）、四四頁。

（5） 骨相学（フレノロジー）という命名は、ガルの弟子カスパール・シュプルツハイムによる。

（6） この「生来性犯罪者」説は、今日では科学的に否定されている。ロンブローゾについてはピエール・ダルモン著、鈴木秀治訳『医者と殺人者　ロンブローゾと生来性犯罪者伝説』新評論、一九九二年（原著一九八九年）に詳しい。

（7） Kevles, 1998., p.p. 147-8.

（8） オルデンドルフは、実験での取り扱いが簡単なガンマ線をX線の代わりに用いていた。Kevles, 1998. p. 151.

（9） A. M. Cormack, Early two-dimensional reconstruction（CT scanning）and recent topics stemming from it: Nobel lecture, December 8, 1979, *JCAT* 4: 658-64, 1980.

（10）G.N.Hounsfield, Computed Medical Imaging: Nobel lecture, December 8, 1979, *JCAT* 4: 665-74, 1980.
（11）Kevles, 1998., p.156.
（12）EMIという一企業の資金力だけではなく、ハウンスフィールドはイギリスの医学研究委員会（Medical Research Council）からの公的資金の援助も受けている。ちなみに、ハウンスフィールドが助成金の申請書を出したとき、最初は身体全体のCT撮影によってガンを早期に発見できるというプロジェクトであったときは却下され、頭部CTで内部の脳を視覚化するというプロジェクトに変更して初めて資金援助を受けることができたという。
（13）ジョナサン・クレーリーは、現代社会における視覚性の変容の起源を、一九世紀前半に生じたカメラ・オブスキュラという古典的な視覚モデルの崩壊に求めている。二〇世紀のX線写真からCTへの変化も、この一九世紀に起きた視覚文化の転換の反復ともいい得るだろう。ジョナサン・クレーリー著、遠藤知巳訳『観察者の系譜　視覚空間の変容とモダニティ』以文社、二〇〇五年（原著一九九〇年）。
（14）科学人類学者のブルーノ・ラトゥールは、科学という実践の内部で常識として扱われ、入力と出力だけが考慮されて、そこでどんな複雑な事柄が展開されているかが無視される過程を「ブラックボックス」と呼んでいる。そして、「科学・技術・社会（STS）」という研究領域の役割を、このブラックボックスが閉じられつつあるところ（作動中の科学）を研究したり、このブラックボックスを開いて外の人々が覗けるようにしたりすることだと述べている（ブルーノ・ラトゥール著、川崎勝、高田紀代志訳『科学が作られているとき　人類学的考察』産業図書、一九九九年（原著一九八七年））。
（15）MRIは、当初は核磁気共鳴画像法（NMR imaging）と呼ばれていたが、核という言葉のイメージが悪いために、NをとってMRIと呼ばれるようになった。M.E. Raichle, A brief history of human functional brain mapping, In "*Brain Mapping: The systems* (edited by A.W. Toga and J.C. Mazziotta), Academic press, 2000. p.p.33-75.

（16）フェリックス・ブロックとエドワード・パーセルは、このNMR現象の発見の功績により、一九五二年のノーベル物理学賞を受賞している。
（17）NMR現象を用いて、脳内の化学的組成を研究する手法はMRスペクトロスコピー（MRS）と呼ばれている。
（18）Kevles, 1998. p.p.180–1.
（19）ラウターバーについては、ネイチャー特別編集、青山聖子ら訳『知の歴史　世界を変えた21の科学理論』徳間書店、二〇〇二年（原著二〇〇〇年）にも紹介されている。なお、NMR現象がガン組織と正常組織では異なっていることを利用して、ガン検査用の臨床NMR装置を開発し、その特許（一九七二年申請）をもとにフォナー社を起こしていたレイモンド・ダマディアンは、二〇〇三年度のノーベル賞発表直後の新聞広告で、ノーベル賞選考委員会を強く非難している。彼こそが、MRI臨床応用の第一の功労者だというのである。
（20）脳機能を視覚化する手法としては、脳波（Electroencephalogram: EEG）や脳磁図（Magnetoencephalogram: MEG）のような電気生理学的な計測も大きな分野となっている。しかし、本章では、脳の画像に焦点を絞るために、これらについては主題としては論じない。
（21）PETについては、P.E. Roland, *Brain activation*, Wiley–Liss, 1993. 特にその第三章。fMRIについては、Malonek et al., Vascular imprints of neuronal activity: Relationships between the dynamics of cortical blood flow, oxygenation, and volume changes following sensory stimulation, *Proc Nat Acad Sci USA* 94: 14826–31, 1997.
（22）ここで説明したとおり、PETやfMRIは、脳の活動を間接的にしかも一から二秒遅れで捉えている。この点では、脳波や脳磁図のように、脳の活動すなわち神経細胞の電気的活動を直接的に千分の一秒単位で計測している電気生理学的テクノロジーの方に軍配が上がる。
（23）ウィリアム・ジェームズ著、今田恵訳『心理学』上巻、岩波文庫、一九三九年（原著一八九一年）、一六二―三頁。ここで、ジェームズは、イタリアの生理学者アンジェロ・モッソの報告（一八八一年）に基づいている。

これは、頭部外傷で頭蓋骨に欠損があったために、脳の血流の拍動が外から観察できた患者で、その拍動が心理状態に合わせて変化したという内容である。本章で紹介しているＪ・フルトンの報告と似通った例と考えてもらってよい。

（24） C.S. Roy and C.S. Sherrington, *On the regulation of the blood supply of the brain*. J. Physiol.（London）1185-108, 1890.

（25） J. Fulton, Observation upon the vascularity of the human occipital lobe during visual activity, *Brain* 51: 310-20, 1928.

（26） 動静脈奇形のために、ふつうは聞こえない脈拍の音が血管雑音として頭部の外からも聴き取ることができた。

（27） 脳の神経細胞がエネルギー源として、ブドウ糖を用いることを利用して、脳代謝を直接に視覚化する手法（ＦＤＧ－ＰＥＴ）も存在している。しかし、技術的理由から、脳機能の視覚化にあまり使われないため、本章ではくわしくはふれない。

（28） Kevles 1997. p. 201-2.

（29） ＰＥＴに用いられるのは、ポジトロンを放出して分解するタイプの放射性物質であり、ＳＰＥＣＴに用いられる放射性物質に比べて、寿命が短い。たとえば、よく使われる酸素（15Ｏ）の場合で半減期はおよそ二分である。

（30） 神経伝達物質やその原料となる物質に放射性物質で標識すると、脳のなかでも特定の神経細胞だけを視覚化することができる。

（31） Raichle, 2000.; Kevles, 1998, 208-10.

（32） ヘモグロビンのこの性質自体は、すでに一九三六年にライナス・ポーリングとチャールズ・コリエルによって報告されている。

（33） Ogawa et al., Brain magnetic resonance imaging with contrast dependent on blood oxygenation, *Proc Nat Acad Sci USA* 87: 9868-72, 1990., Raichle, 2000.

（34）Logothetis et al., Neurophysiological investigation of the basis of the fMRI signal, *Nature* 412: 150–7, 2001.

（35）たとえば、ディヴィッド・J・チャルマーズ著、林一訳『意識する心　脳と精神の根本理論を求めて』白揚社、二〇〇一年（原著一九九六年）。入門書として、山本貴光、吉川宏満『心脳問題　「脳の世紀」を生き抜く』朝日出版社、二〇〇四年。

（36）この仮説は、フランシス・クリックとクリストフ・コッホも主張したことで知られている（F. Crick and Ch. Koch, Towards a Neuropsychological Theory of Consciousness, *Sem Neurosci* 2: 263–75, 1990.）。この説を支持する立場からは、脳活動として可視化できるほどに神経細胞活動を増減させることは、神経細胞活動の発火のタイミングをチューニングするという洗練された情報処理に比べて、非効率的な脳内のエネルギー消費である。

（37）PETやfMRIなどの従来の手法だけでは解決不可能なこうした難問を乗り越え、脳障害患者での研究と同様の結果が得られる可能性のある新しいテクノロジーとして経頭蓋的磁気刺激法が注目されている。（V. Walsh, A Pascual-Leone, *Transcranial Magnetic Stimulation: A neurochronometrics of mind*. The MIT Press, 2003.）

（38）H. Damasio and A.R. Damasio, *Lesion analysis in Neuropsychology, Oxford University Press*, 1989.ここで紹介した論理は単純化した局在論で、一つの部位の障害はシステムとしての脳の全体に影響することがあり得る。

（39）ローラ、前掲書、一五〇頁。

（40）D・チャルマーズは、いわゆる心脳問題を、行動の説明付けとしての心理学的問題と意識体験の質（クオリア）にかかわる現象学的問題の二つに分類して整理し、前者は認知心理学によってほぼ解決されたイージー・プロブレムだが、後者は解決困難な心脳問題の核心としてのハード・プロブレムであると主張している。心的活動や機能（心的なもの）とは何かという問いへの答えが与えられている条件の下では、それを脳内現象と相関させることは、彼の主張どおりイージーである。しかし、本章で論じたとおり、真のハード・ハード・プロブレムは、イージーとハードを区分する心的なるものという分割線をどう引くかという点なのである。

（41）ローラ、前掲書、八四―七頁。なお、パリ人類学会とブロカといえば、科学史では、むしろ脳重量と人間の才能との関連の研究で知られている（スティーヴン・J・グールド著、鈴木善次、森脇靖子訳『人間の測りまちがい　差別の科学史』河出書房新社、一九九二年（原著一九八一年））。

（42）ジョルジュ・カンギレム著、滝沢武久訳『正常と病理』法政大学出版局、一九八七年（原著一九六六年）、二二六頁。

（43）ミシェル・フーコー著、神谷美恵子訳『臨床医学の誕生』みすず書房、一九六九年（原著一九六三年）、一二一頁。

（44）萬年甫、岩田誠編訳『神経学の源流3　ブロカ』東京大学出版会、一九九二年、七六―七頁（訳文は文脈に会わせて変更した）。なお、「タン」ことルボルニュは、激昂したときにだけ"Sacré nom de Dieu"（こんちくしょう）と口走ることができた。ブロカが診察のため、同じ質問を毎日くり返したところ、こう反応したという。「しかし、私が三たびこのことにふれようとすると、Tan は私が彼を試そうとしていることを知り、怒りはじめてすでにのべたののしりの言葉を発したが、私が彼の口からこれを聞いたのはこのとき限りであった。」（同書、七九頁）

III

第七章　がん恐怖症

（1）大野芳『がん生還者の記録』講談社、一九八九年、六九頁。

（2）外科的治療法だけではなく、化学療法や放射線療法を集約的に用いたとしても、それが寿命の延長につながるか、とくに病前に近い社会的活動を保った状態での寿命の延長をもたらすことができるかどうかには、異論がしばしば提出される。とくに有名なのは、医師である近藤誠による『患者よ、がんと闘うな』文藝春秋社（一九九六年、二〇〇〇年に文庫化）などの著作だろう。また、一九八〇年代までのがん研究をとりまく状況をまとめた著作としては、ラルフ・W・モス著、蔵本喜久、桜井民子訳『がん産業』（1）（2）、学樹書院、一九九五年（原著一九八九年）がある。

（3）もちろん、ホスピスも万能というわけではない。ホスピスへの無批判な賛美を神話として批判した論文として、黒田浩一郎「ホスピス」（佐藤純一、黒田浩一郎編『医療神話の社会学』世界思想社、一九九八年）がある。

（4）波平恵美子『脳死・臓器移植・がん告知』福武書店、一九八八年。

（5）早期発見という技術的進歩だけで、治療法がまったく改善しなかったとしても、統計上は生存率が延長する（つまり、今までよりも早く診断されるために、がんと診断された後の生存期間が見かけ上延びる）というバイアスが生じる。がん診断時の進行度などによって補正することは可能だが、歴史的にがん治療の効果を評価するときに、このバイアスを完全にコントロールすることは難しい。

（6）千葉敦子『ニューヨークでがんと生きる』文春文庫、一九九〇年。

（7）厚生省健康政策局医事課編『生命と倫理について考える　生命と倫理に関する懇談報告』医学書院、一九八五年、一六七頁。

（8）J. C. Holland et al., An international survey of physician attitudes and practice in regard to revealing the diagnosis of cancer., *Cancer Investigation* 5: 151-4, 1987.

（9）D. Oken, What to tell cancer patients: A study of medical attitudes. *JAMA* 175:1120-8, 1961.

（10）D.H. Novack., R. Plumer., R.L. Smith., H. Ochitill, G.R. Morrow., J.M. Bennett., Changes in physicians' attitudes toward telling the cancer patient. *JAMA* 241:897-900, 1979.

（11）スーザン・ソンタグ著、富山太佳夫訳『隠喩としての病』みすず書房、一九八二年（原著一九七八年）。

（12）James T. Patterson, *The Dread Disease; Cancer and Modern American Culture*, Harvard University Press, 1987.

（13）たとえば、ジョン・ダフィー著、網野豊訳『アメリカ医学の歴史　ヒポクラテスから医科学へ』二瓶社、第一

一、一二章。

(14) ピエール・ダルモン著、河原誠三郎、鈴木秀治、田川光照訳『癌の歴史』新評論、一九九七年(原著一九九三年)、第一章に詳しい。

(15) ダルモン、前掲書、第九章。ただし、一部ではあるが、ウィルス感染と発がんの関連性が生物学的に確認された例もある。たとえば、ヒト・パピローマ・ウィルスと子宮頚がん、HTLV—IというレトロウィルスとT細胞白血病などである。

(16) ダフィー、前掲書、第九章。

(17) モス、前掲書(1)、三五頁。

(18) レイチェル・カーソン著、青樹簗一訳『沈黙の春』新潮文庫、一九七二年(原著一九六二年)。

(19) カール・マルクス著、今村仁司、三島憲一、鈴木直一訳『資本論』第一巻(上)、筑摩書房、二〇〇五年(原著一八六二年)、八九頁。

(20) ソンタグ、前掲書、六頁。

(21) 医療社会学や医療人類学の領域では、この点を明確化するために、疾病(disease)と病気(illness)の二分法を用いることがある。単純化していえば、近代医学によって客観的にとらえることのできる生物学的実体としての疾病と病人の経験している主観的な苦悩としての病気の二分法である。

(22) 柄谷行人『日本近代文学の起源』講談社文芸文庫、一九八八年(単行本一九八〇年)、一四五—六頁。

(23) 柄谷、前掲書、一四六頁。

(24) フランツ・カフカ、池内紀訳『審判』白水社ミューブックス、二〇〇六年(原著一九九〇年)、二八九頁。

第八章　ストレスの政治学

(1) ハンス・セリエ、杉靖三郎、田多井吉之介、藤井尚治、竹宮隆訳『現代社会とストレス』法政大学出版局、一九八八年（原著一九七六年）。

（２）H. Selye, *The Stress of My Life,A Scientist's Memoir*（2nd Ed.）, Van Nostrand Reinhold Co., NY. 1979.

（３）セリエ、前掲書、七四頁。

（４）H. Selye, A syndrome produced by diverse nocuous agents, *Nature*, 138:32, 1936.

（５）セリエ、前掲書、四八頁。

（６）ストレス概念の混乱については、たとえば、Journal of Human Stressでの論争がある。J.W. Mason,A historical view of the stress field, *J Human Stress* 1(1):6-12, Mar 1975. / J.W. Mason, A historical view of the stress field, *J Human Stress* 1(2):22-36, Jun 1975. / H. Selye H, Confusion and controversy in the stress field, *J Human Stress* 1(2):37-44, Jun 1975.

（７）Cecil G. Helman, *Culture, Health and Illness*（4th ed.）, Butterworth Heinemann, 2000. p.p.215-6.

（８）セリエ、前掲書、一五頁。

（９）セリエ、前掲書、二〇九頁。

（10）T.H. Holme, R.H. Rahe, The Social Readjustment Rating Scale, *J Psychosom Res* 11(2):213-8, Aug 1967.

（11）B.S. Dohrenwend, L. Krasnoff, A.R. Askenasy, B.P. Dohrenwend ,Exemplification of a method for scaling life events: the PERI Life Events Scale, *J Health Soc Behav* 19(2):205-29, Jun 1978.

（12）アーサー・ケストラー、日高敏隆、長野敬訳『機械の中の幽霊』筑摩書房、一九九五年（原著一九六七年）、二三三頁。

（13）ケストラー、前掲書、三九頁。

（14）A. Young, The discourse on stress and the reproduction of conventional knowledge, *Soc Sci Med* 148:133-46, 1980.

（15）M.L. Laudenslager, S.M. Ryan, R.C. Drugan, R.L. Hyson, S.F. Maier, Coping and immunosuppression:

Inescapable but not escapable shock suppresses lymphocyte proliferation, *Science* 221:568-70, 1983.

（16）A・アントノフスキー、山崎喜比古、吉井清子訳『健康の謎を解く　ストレス対処と健康保持のメカニズム』有信堂高文社、二〇〇一年（原著一九八七年）。

（17）アントノフスキー、前掲書、二三頁。

（18）M. Friedman, R.H. Rosenman, Association of specific overt behavior pattern with blood and cardiovascular findings, *JAMA* 169:1286-95, 1959.

（19）E. Liska, The rise and fall of type A man, *Soc Sci Med* 51:1665-74, 2000.

（20）R. Crawford, You are dangerous to your health: the ideology and politics of victim blaming, *Int J Health Serv* 7(4):663-80, 1977.

あとがきにかえて

アウシュヴィッツの「回教徒」

ギリシャ悲劇の主人公であるオイディプスの「人の生を奪うことは誰にもできるが、死を奪うことはできない」というつぶやきでさえも、現代社会ではあまりに楽観的な言葉に聞こえるといっても、いい過ぎではない。むしろ、生命が政治の賭け金となり生政治という表現まで使われる時代にふさわしい言葉とするためには、謎解きには長けているはずのオイディプスに向かってこう質問しなおした方が適切かもしれない。

「生のすべてが奪い尽くされたとき、そのあと死に残されているものは何か」

二つの世界戦争を経験した現代史は、まるでこの問いの答えを実地検討によって必死で探し求める営みであるかのような様相を帯びている。『戦争論』でのクラウゼヴィッツ流にいえば、相敵対する二勢力が互いを殲滅し合おうとする企てとしての戦争が、究極的には他者の生を奪うこと（殺人）につながることは明らかだ。その意味において、戦争それ自体は人類の歴史においてありふれた事柄にすぎない。だが、戦争がもつ社会的な意味合いは、たんなる相互的な殺し合いの延長として理解し得るものではなく、二〇世紀の世界戦争において大きな転換点を迎えている。すなわち、社会全体を巻き込む一つのシステムである「総力戦」の登場である。一九世紀までの従来型の戦争は、基本的には王朝間の外交的取引の延長線上にあり、戦闘を専らとする集団の間の小競り合いのようなものに過ぎなかった。つまり、多人数で行われたとしても、けんかや決闘と本質的には異なるものではない。

これに対して、二つの世界大戦を契機として一般化したのは、戦争に勝利するために国家の全資源・全国民が動員されることが必要となるという事態だった。その意味での戦争は、相互的な殺戮を超えた何ものかとなり、国家の行使する暴力の一つのかたちというよりも、国家ばかりでなく社会全体を呑み込むプロセスの発動というべきものに変容している。その歴史的展開のなかで、戦争は、たんに地理的に範囲が拡大したとか死傷者数が量的に増大したという意味で巨大化しただけではなく、戦争という社会システムになることで質的な変化を遂げている。その結果、総動員を現実化していく過程においては、既存の国家や社会システムの根本的な変化もまた生み出された。主として第二次世界大戦中に先進国を中心に構築されたこの「総力戦体制」のなかに、合理的な社会システムとしての現代社会の起源を探る議論は社会科学の領域で近年注目を集めている（山之内靖ほか編『総力戦と現代化』柏書房）。それは、こんにちの日本の社会制度のあり方の始まりを、敗戦という断絶ではなく、一九四〇年前後に本格化した総動員のなかに見いだそうとする視点である。つまり、単純化していえば、戦争という一つの目的のもとに全住民を動員することによって、それまでの文化的・社会的価値観を強制的に均一化して社会全体を合理的に再編成することが可能になったというのだ。システムとしての総力戦に懐胎されている哲学的な可能性を掘り下げてみることで、生と死と病とを再考するという本書での試みに新しい光を当ててみることにしよう。

改めて思い起こす必要があるのは、総力戦体制が全住民を国家による戦争遂行に動員しようとするシステムである帰結として、殲滅の対象とされる敵は戦闘員・非戦闘員の区別なく全住民となってしまう点である。戦闘能力を打ち砕くためには全住民や社会全体を破壊し尽くさなければならないという論理こそが、都市住民を対照とした無差別な戦略爆撃を可能とし、第二次世界大戦での米国による原子爆弾の使用に行き着いたことは言うまでもない。このことに関連して、メアリー・カルドーは、二〇世紀の後半に行われた戦争の最大の特徴とは、戦闘員の死傷者数をはるかに上回る非戦闘員の死傷者が生じていることだという重要な指摘をしている（『新戦争論　グローバル時代の組織的暴力』岩波書店）。

人々の生を合理的に活用する社会システム（総力戦体制）の背後には、非武装の住民への組織的なテロルと虐殺という総力戦に淵源を持つ死の影がつきまとっている。そして、総力戦で始められた大量殺戮に伴って「生を奪うこと」は強化・上昇し、生と死の関係性は不可逆的に変質してしまった。すなわち、生の限界としての死が持ち得たかつての尊厳性は失われ、大量生産的な「死体の製造」とでもいうべき事態が近代のただなかで生み出されたというスキャンダル。

こうした情況におかれた現代社会に棲まう人間の姿を、イタリアの哲学者ジョルジョ・アガンベンは、「死を前にした存在」ならざる「死さえも奪われてしまった存在」とでもいうべき何ものかとして考察している（彼はベンヤミンを引いて「剝き出しの生」と呼ぶ）。アガンベンにおいては、現代社会における人間の条件は〈アウシュヴィッツの「回教徒」〉という極限状態において描かれている(『アウシュヴィッツの残りのもの』月曜社)。

現ポーランドの一都市アウシュヴィッツは、ナチスドイツでの「ユダヤ民族」に対する絶滅収容所の置かれていた地として知られている。字面通りであれば、そこにいた「回教徒」という意味になるが、ムスリム(イスラム教徒)という意味で使われているのではない。それは、地獄のような収容所生活によって打ちのめされて無気力状態になった被収容者のことを呼ぶあだ名だった。実際にはその多くがユダヤ教徒であったにもかかわらず、彼らは回教徒と呼ばれていたという(プリーモ・レーヴィ『アウシュヴィッツは終わらない』朝日新聞社)。栄養失調状態で手足を曲げて歩いていた人々の姿が、ムスリムの祈りの様子に似ていたからともいわれているが、名付けの理由はそう重要ではない。この回教徒たちがどのような状態の人々であったのかについて、レーヴィはこう表現している。「彼らを生者と呼ぶのはためらわれる。彼らの死を死と呼ぶのもためらわれる。死を理解するにはあまりにも疲れ切っていて、死を前にしてもおそれることがないからだ。」(前掲書、一〇七頁)彼の証言のなかでとくに印象的なのは、そうした人々は、栄養失調状態であるにもかかわらず、目の前に食べることが可能な残飯の類があったとしても手を伸ばそうともしないで死んでいくことがあるという点だ。そこには物質的な飢餓よりもはるかに深い絶望をみてとることができるだろう。

この世のあらゆることがどうでもよいものとなった。からだの機能が衰えた。空腹にさえ苦しむことがなくなった。奇妙な甘美さを感じていた。もっとも、わら袋から身を起こす力はもうなか

った。　（アガンベン、前掲書、二二六頁、に引用される生還者ブウォジメシ・ボルコフスキの証言）

「これが人間なのか」というレーヴィの問いかけは、ナチスドイツとその悪逆非道を担った人々への糾弾というよりも、収容所のなかで人間性を破壊されながらも回教徒として〈生き延びてしまっている〉人間という存在、そして最終的には一握りの灰とされた回教徒たちの生き残り証人として〈生き延びてしまっている〉自分自身の存在へ向けられた絶望と恥のいりまじったつぶやきになっている。収容所という極限的な状態において、人々はこうして「生ける屍」とも表現される回教徒となり、毒ガスによって抹殺される以前に緩慢な死を迎えることになった。つまり、死でさえも想像し得る最悪のものというわけではなく、強制収容所での虐殺以前に始まっている人間性の剝奪と尊厳の破壊こそ、最後に待ち受ける死そのもの以上に残酷だったのかもしれないのである。

この点に注意を向けることで、アガンベンは、ナチスドイツによる絶滅収容所は、生を奪う政治権力の極限であると同時に、あるいはそれ以上に、死の尊厳性を奪い去ることによって「回教徒を生産する場」でもあるという重要な指摘をしている。そこに重ね合わせられるのが、ギリシャ語で「生命」を指す二つの単語、ビオスとゾーエーの差異である。

ゾーエーは、生きているすべての存在（動物であれ人間であれ神であれ）に共通の、生きている、という単なる事実を表現していた。それに対してビオスは、それぞれの個体や集団に特有の生きる形式、生き方を指していた。　（『ホモ・サケル』以文社、七頁）

近代がもたらした民主主義や人権の尊重という合理的な市民社会の価値観は、人間に固有の活動的生活（ビオス）としての政治の領域に基礎をおいている。しかし、二〇世紀以降の近代は、そうした市民社会を生み出しただけではなく、全住民へのテロルを伴う総力戦をも生み出した時代でもある。そのテロルの極限では、ビオスなきゾーエーに還元された人間（アウシュヴィッツの「回教徒」）が姿を現している。しかも、ゾーエーとしての人間が政治権力の極限に露呈するという事態は、ナチスドイツの絶滅収容所でだけ生じ得る例外的なことだったわけではない。米国での第二次世界大戦中の日系人に対する強制収容、旧ソ連での政治犯に対する弾圧（収容所列島）など、政治体制を問わず、収容所という社会制度は、ナチスドイツを糾弾した諸国にも共有されたスキャンダルとなっている。もちろん、すべての収容施設において虐殺が行われていたわけではない。しかし、市民社会における諸権利が否定された空間への監禁は、ビオスとしての生を剝奪し、ゾーエーとしての生を生み出すという点では共通する効果を持っている。

そこには、ビオスを追求してきた近代というプロセスが、ゾーエーの生産に辿り着くというパラドクスが現れている。もし、現代社会における政治権力がこのゾーエーの領域に基礎をおいているのだとすれば、ビオスの領域に基礎をおく人権概念や民主主義の理念によってそれをコントロールしようとすることは挫折を運命づけられているのではないか。

アガンベンによる分析がとりわけ重要であるのは、近代医学の社会的役割についての新たな洞察を与える視点を提供してくれるからである。それは、ビオスとゾーエーの分離が特権的に行われる場が近代医療であることに由来している。絶滅収容所に、非人間的な人体実験を重ねる医師たちの姿がしばしば見いだされるのは偶然ではない。また、ナチスドイツの政治において、医学や生物学の隠喩（メタファー）は大きな役割を占めていたことが知られている。そこでは、「ユダヤ民族」は生物学的に劣った人種であり、殺したとしても殺人とはならない「非＝人間」として、梅毒の病原体のように駆除されなければならなかった。それだけではなく、「ユダヤ民族」への絶滅政策より以前に、慢性疾患患者や精神障害者を「生存無価値生命の安楽死」と称して抹殺する計画が医師たちによって遂行されていた（T4計画）。アガンベンの『ホモ・サケル』で素描される近代医学史の負の連鎖の中で、「脳死」状態、植物状態、末期患者、人体実験の被験者（人間モルモット）の形象は、アウシュヴィッツの「回教徒」の姿と見分けがつかないまでに混じり合っている。

そこでは、インフォームドコンセント（説明を受けた上での同意）や患者の権利というビオスの領域における政治を論じることで満足しているようなバイオエシックス（生命倫理）は、「アウシュヴィッツの流儀で証明されたエチカ」（アガンベン『アウシュヴィッツの残りのもの』、一〇頁）という試練を耐えることができない無用の倫理として放棄されざるを得ない。ゾーエーの領域を凝視することで政治権力の医学化に抗しようとするアガンベンの思索は、バイオエシックスと呼ばれている領域のラディカルな政治化を要請しているのである。だが、生を奪い去るばかりか死の尊厳性を破壊し、人間をゾーエーに還元しようとする政治がうがった「忘却の穴（ハンナ・アレント）」のなかで、いかなる希望の炎がいまだ燃えているというのか。

この地点で、われわれはアガンベンを超えてさらに踏み出さねばならない。なぜなら、彼自身は、しばしばゾーエーの領域を、人間と動物の中間、あるいは動物に近い状態の人間として描いてしまっているために、この領域に内在している希望のモメントをとらえ損なっているからだ（『開かれ』平凡社）。そのペシミズムに抗して、われわれがアガンベンの議論を徹底化させることではっきりと主張したいのは、人間のゾーエーとは人間と動物の間に位置づけられるべきではなく、動物以下の存在として理解されなくてはならないという点である（少なくとも、本能的欲望のままに生きて自然＝世界と予定調和的な関係を保つことのできる動物という意味では）。

アウシュヴィッツの「回教徒」は、レーヴィの描くとおり、苦痛や死から逃れたいとか生き延びたいという動物的な自己保存本能さえもうち砕かれてしまったために、食べ物があっても食べようとはせず、身体をうまくコントロールすることができないのでぎくしゃくした歩き方しかできない動物以下の存在である。また、病室の外の世界に放置されたならば生き延びることはできないという意味で、「脳死」や植物状態の患者の生には、水さえあれば芽吹く植物の種子以下の生命力しか残されていない。その意味において、人間のゾーエーの顕現したこれらの姿は、自然という環境世界のなかに棲まう生としての動物とはまったく異なっている。予定調和的な自然の外でかろうじて生きている動物以下の何ものかであって、「人間と動物の間」という表現からはこぼれ落ちてしまうのだ。

たしかに、一人の人間のゾーエーとしての〈生〉は、か弱く悲惨で、動植物以下でしかない。しかし、その弱さにもかかわらず人間のゾーエーの領域が存在するという事実そのものは次のことを証明している。すなわち、ゾーエーは決して孤独ではなく、ゾーエーをかけがえのない〈生〉として集合性において支える複数の人々の共生と協働と社会性がそこに実在するということを。

何のことはない。世界には人間が多すぎるので、ゾーエーを孤立させて惨めな死のなかに廃棄しようとする現代の政治的＝医学的権力の怪物的で熱に浮かされたような企ては、少なくとも長い目で見れば、空しいものに終わるのだ。重度の意識障害患者の傍らで、有るか無しかの身体的変化の中にも〈生〉の徴候と歓びを読みとろうとする人々である友人、介護者、家族たちが存在する限りは。

初出一覧（本書収録にあたり改題および大幅に改稿したものを含む）

はじめに（書き下ろし）

I

アウトブレイクの社会的効用（『現代思想』二〇〇三年七月）

防疫線上の政治（書き下ろし）

グローバルエイズの政治経済学（書き下ろし）

II

〈生〉のテクノスケープ（『現代思想』二〇〇四年一一月）

「脳死」の神話学（『医療神話の社会学』世界思想社、一九九八年）

病者の光学（『現代思想』二〇〇五年二月）

III

がん恐怖症（『別冊宝島１６６　がん読本』宝島社、一九九二年）

ストレスの政治学（書き下ろし）

＊

あとがきにかえて　アウシュヴィッツの「回教徒」（世界思想社ＰＲ誌『世界思想』二〇〇三年春号）

著者略歴

美馬達哉（みま・たつや）

1966年、大阪生れ。京都大学大学院医学研究科博士課程修了。現在、京都大学医学研究科准教授（脳機能総合研究センター）。臨床脳生理学、医療社会学、医療人類学。
著書に、『脳のエシックス　脳神経倫理学入門』（人文書院、2010年）、『リスク化される身体　現代医学と統治のテクノロジー』（青土社、2012年）。論文に、「医療情報と権力」（板井孝壱郎、村岡潔編『シリーズ生命倫理学16』丸善出版、2013年）、「脳多様性論」（『情況別冊 思想理論編』第３号、2013年）、「断たれた帰鮮の望みある安楽死を読む」（平田由美、伊豫谷登士翁編『「帰郷」の物語／「移動」の語り　戦後日本におけるポストコロニアルの想像力』平凡社、2014年）など。

〈病《やまい》〉のスペクタクル
——生権力の政治学

二〇〇七年五月三〇日　初版第一刷発行
二〇一四年二月二〇日　初版第二刷発行

著　者　美馬達哉
発行者　渡辺博史
発行所　人文書院
〒六一二‐八四四七
京都市伏見区竹田西内畑町九
電話　〇七五（六〇三）一三四四
振替　〇一〇〇〇‐八‐一一〇三

印刷　創栄図書印刷株式会社
製本　坂井製本所

©Tatsuya Mima, 2007
JIMBUN SHOIN　Printed in Japan
ISBN978-4-409-04086-7　C3010

JCOPY 〈(社)出版者著作権管理機構委託出版物〉
本書の無断複写は著作権法上での例外を除き禁じられています。複写される場合は、そのつど事前に、（社）出版者著作権管理機構（電話03-3513-6969、FAX 03-3513-6979、e-mail: info@jcopy.or.jp）の許諾を得てください。

美馬達哉著

脳のエシックス　脳神経倫理学入門

二六〇〇円

脳科学をめぐる倫理は可能か

進展めざましい脳科学の分野では現在、脳と医療科学技術をめぐる倫理のあり方が問われている。歴史の浅い議論ながら、急速な技術発展とともに、その問いの圏域は拡大し、世界的に緊急のテーマとなっている。本書は、多様なトピックから脳神経倫理学（ニューロエシックス）の輪郭を描き出す入門書であると同時に、ラディカルな批判書である。

表示価格（税抜）は2014年2月